O DESPERTAR DA MENTE MAGRA

DR. GABRIEL ALMEIDA

O DESPERTAR DA **MENTE** MAGRA

2023

Essa obra reflete o amor que tenho na medicina e no auxílio da perda de peso. Descobri que para essa obra ter sentido deve existir amor no que faço. Amor em estudar, amor em ensinar e amor em escrever. Descobri também que o amor é fundamental na vida de qualquer pessoa, mas apenas amor não é o bastante. O Amor deve caminhar de mãos dadas com a Paz, equilíbrio, parceria e admiração. E Hoje eu vivo esses sentimentos todos os dias da minha vida graças a minha esposa.

Dedico esse livro a minha chama gêmea Manu Magalhaes Almeida.

#maisqueamor

Copyright © 2023 Editora Pandorga

| All rights reserved. | Editora Vital |
| Todos os direitos reservados | 1ª Edição \| 2023 |

Diretora editorial	**Preparação e Revisão**
Silvia Vasconcelos	Flávio Alfonso Jr.
Assistente editorial	**Diagramação e Capa**
Flávio Alfonso Jr.	Danielle Fróes
Fotografia	**Revisão**
Dodô Villar	Vitor Coelho

Dados Internacionais de Catalogação na Publicação (CIP) de acordo com ISBD

A447d   Almeida, Gabriel

   O Despertar da Mente Magra / Gabriel Almeida. - Cotia : Pandorga, 2023.
   200 p. ; 16cm x 23cm.

   Inclui bibliografia e índice.
   ISBN: 978-65-87140-65-0

   1. Medicina. 2. Emagrecimento. 3. Saúde. I. Título.

   CDD 610

2023-742   CDU 61

Elaborado por Odilio Hilario Moreira Junior - CRB-8/9949

Índice para catálogo sistemático:
1. Medicina 610
2. Medicina 61

"EXISTE UMA FORÇA MOTRIZ MUITO MAIS
PODEROSA QUE O VAPOR,
A ELETRICIDADE E A ENERGIA ATÔMICA:
A VONTADE.
ELA É A ESSÊNCIA DO VENCEDOR.
ESSA É A ESSÊNCIA DESTE LIVRO."

Dr. Gabriel Almeida

Sumário

11 Recado inicial: um problema que é de todos

15 Eduque seu cérebro!

19 Capítulo 1 – Você não pode mudar (será?)

35 Capítulo 2 – Nossos hábitos nos definem

49 Capítulo 3 – Apertando o gatilho

67 Capítulo 4 – Hábitos podem ser desconstruídos

85 Capítulo 5 – Desconstruindo crenças limitantes

103 Capítulo 6 – Ser feliz ou ser magro(a), eis a questão!

123 Capítulo 7 – Como transformar sua vontade de emagrecer em realidade

135 Capítulo 8 – Como ser antifrágil

153 Capítulo 9 – A comida é aliada, e não inimiga

165 Capítulo 10 – Agir, errar, corrigir e conseguir – é só prosseguir!

179 Bibliografia

185 Planner semestral – Controle de metas e aprendizagem, semana a semana

Recado inicial:
um problema que é de todos

EMAGRECER NÃO É UM PROBLEMA PARTICULAR SEU. É UM DRAMA que deve ser socializado. Todos podemos nos ajudar.

Faço esse alerta logo de cara porque, nos últimos anos, a obesidade tem crescido em números alarmantes a ponto de ser reconhecida como uma das maiores doenças do mundo.

No Brasil, segundo dados de 2019 do Instituto Brasileiro de Geografia e Estatística (IBGE), mais de 56% da população adulta está acima do peso. Esse número chega a mais de 70% na minha faixa etária (entre 40 e 50 anos).

Obesidade precisa ser tratada com respeito e seriedade. Não é desleixo. Não é preguiça. É uma doença crônica.

A culpa não é do paciente: ele é a maior vítima desse grande mal, que pode diminuir a sua expectativa de vida em muitos anos.

É necessário que isso fique claro, pois ainda há muita desinformação com opiniões sem base científica sobre o tema.

Por isso esse alerta.

É necessário mudar o estilo de vida e adotar um tratamento medicamentoso oferecido por uma equipe multidisciplinar com médico, nutricionista, educador físico, psicólogo, entre outros.

Faça coro comigo nessa luta, pois é só levando essa mensagem ao maior número de pessoas que esse debate será levado a sério e se tornará acessível a todos.

Vamos combater a maior doença do mundo e proporcionar à sociedade mais saúde e mais qualidade de vida.

Conte comigo para tudo!

"SÓ PENSAMOS UMA COISA DE CADA VEZ.
E, QUANDO NOS CONCENTRAMOS NESTE
PENSAMENTO, NOSSO CORPO O TRANSFORMA
NUMA AÇÃO."

Émile Coué

Eduque seu
cérebro!

EMAGRECER É COMO APRENDER A ANDAR DE BICICLETA. Você vai levar alguns tombos, vai se desequilibrar, mas, se for persistente, acaba internalizando e automatizando o movimento e logo consegue até andar sem colocar as mãos no guidão.

O que eu quero dizer com isso é que emagrecer tem muito mais a ver com **processos mentais** do que propriamente com o que você come.

Claro, já falei em outros livros sobre as questões técnicas envolvidas, doenças que podem dificultar o emagrecimento, a influência dos hormônios, enfim, tudo o que pode contribuir para uma pessoa ser gorda ou magra. Mas, no final do dia, o que importa mesmo é **como você se vê e qual a sua capacidade de reagir e mudar de vida**.

O problema é que, quando desejamos mudar algo em nossas vidas, como emagrecer, geralmente nos afobamos e buscamos soluções rápidas e imediatas.

Não funciona. Mudanças exigem esforço. Um esforço do mesmo tamanho daquilo que precisa ser mudado.

Não existem fórmulas mágicas. Essas receitas de emagrecimento rápido que você encontra na internet geralmente trazem mais problemas do que solução. Quando muito, levam ao famoso efeito sanfona: você emagrece rápido e volta a engordar mais rápido ainda.

Então não adianta ficar procurando o gênio da lâmpada. Lembre-se: tudo tem a ver com como pensamos e nos comportamos. Ou seja, depende de nosso cérebro. As transformações verdadeiras são aquelas que conseguimos por meio de esforço e dedicação.

Lembre-se de quando você aprendeu a dirigir um carro, andar de bicicleta, ou mesmo executar alguma tarefa no trabalho. No início são muitas as dificuldades; você se sente meio perdido e completamente desconfortável. Mas, com o tempo, as rotinas vão ficando mais fáceis e passam a ser automáticas.

Nosso cérebro tem a capacidade de aprender e automatizar tudo, liberando espaço para outras atividades. E é por isso que você encontra pessoas que têm tudo para ser felizes, por exemplo, mas não são. É que a vida, o sofrimento, os eventos pelo qual passaram, as decepções, os problemas, enfim, ensinaram seus cérebros a serem assim. E vão passar a vida assim, a menos que tenham coragem de enfrentar e de praticar algo que provoque uma mudança.

É esse o segredo que venho aqui lhe contar neste livro: tudo o que fazemos e o que somos, se comemos pouco ou muito, se somos gordos ou magros, tem a ver com a forma como educamos nosso cérebro.

Se você quer emagrecer e ter uma vida mais saudável, ensine seu cérebro a se alimentar corretamente e a praticar exercícios eficazes, mas não por alguns dias, apenas; crie o hábito diário. No início, como aprender a dirigir, a tarefa será quase impossível, mas tudo é automatizável.

Nosso cérebro se sente confortável em nos dar a sensação de que estamos no controle, de que podemos tomar nossas próprias decisões e direcionar nossas escolhas durante o dia a dia.

Estamos seguindo vários hábitos, automatizados ao longo da vida.

E isso não é uma coisa que estou inventando aqui, não... isso tem comprovação científica, e vou lhe provar...

Mudar de mentalidade, de hábitos, de costumes e tudo aquilo que você faz rotineira e automaticamente é uma tarefa árdua, extenuante e injusta porque mina suas forças de dentro para fora — mas lembre-se sempre: a vida não é, nunca foi e nunca será justa.

Temos duas opções:

1. Ficar se lamentando por isso e colocar desculpas pela falta de sucesso.
2. Abraçar a realidade de que a vida é injusta e mudar esse cenário por meio de trabalho duro, disciplina e jamais desistir dos sonhos.

A escolha está em suas mãos.

Decida vencer!
E venha comigo nessa jornada!

"NÓS SOMOS O QUE FAZEMOS REPETIDAMENTE. A EXCELÊNCIA, PORTANTO, NÃO É UM ATO, MAS UM HÁBITO"

Will Durant, filósofo, historiador e escritor
norte-americano
(sintetizando o pensamento de Aristóteles)

Capítulo 1

Você não pode mudar
(será?)

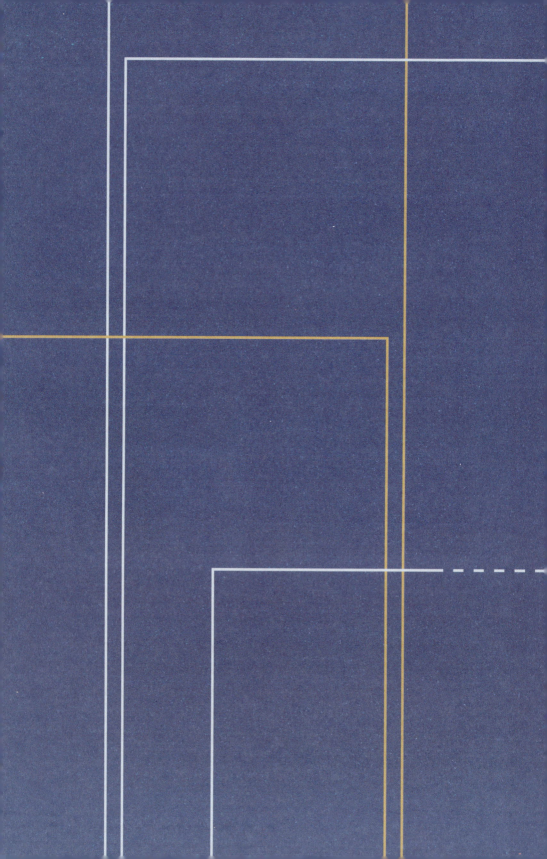

> "Não somos determinados por nossas experiências...
> Os significados não são determinados por situações.
> Nós nos determinamos pelos significados
> que atribuímos às situações"
> Alfred Adler

NÃO PRECISO TE DIZER QUE O TÍTULO DESTE CAPÍTULO É, antes de mais nada, uma provocação, né? As pessoas podem mudar, o mundo é simples e todos podemos ser felizes, magros, ricos, famosos. Ou você duvida disso?

Neste capítulo, vamos tratar desse assunto de forma a detalhar um pouco mais essa ideia de mudança e prepará-lo para o que vem depois, que é uma abordagem extensiva e intensiva sobre construção e desconstrução de crenças, hábitos e a conquista daquele sonho que lhe é tão caro. No caso específico, tornar-se magro!

UM POUCO DE FILOSOFIA SOBRE O ATO DE (DECIDIR) MUDAR

O filósofo Alfred Adler costumava dizer que o mundo não é complicado. Mas você é quem transforma o mundo em algo complicado. Se você puder mudar seu modo de pensar, ele parecerá simples.

Isso quer dizer que não se trata de como o mundo é, mas de como você é. De como você pensa, como age, como enfrenta seus problemas, seus dilemas. Se você vê o copo meio cheio (otimista) ou meio vazio e por aí afora.

O que eu quero dizer com isso (e não sou eu quem está dizendo, pois existem inúmeros estudos que comprovam, e filósofos, como o Adler que citei há pouco, que corroboram essa afirmação) é que você não nasce, cresce e vive ao sabor das ondas como um peixinho (apesar de, às vezes, você se sentir assim).

Você tem a capacidade de decidir (e decide!) quem é você e como será o seu mundo. Portanto, sim, você pode mudar o mundo.

As pessoas são capazes de mudar a qualquer momento, não importa o ambiente onde estejam. Você só se sente incapaz de mudar porque está tomando a decisão de não mudar.

O filósofo Arthur Schopenhauer, pessimista por natureza, no livro "Die kunst, glucklichzusein" ("A arte de ser feliz") nos dá uma lista de alguns motivos básicos que podem nos ajudar a compreender que o modo como você enxerga o mundo e a si próprio determina o que Adler chamou de "estilo de vida" – que pode ser definido como sua personalidade.

Schopenhauer diz que metas inalcançáveis, falta de motivação e comparar-se com os outros é que nos torna infelizes e determina nosso modo de ver o mundo.

Isso quer dizer que o que você acredita que seja o seu temperamento ou a sua personalidade, como se fosse algo que nasceu contigo, veio de berço, nada mais é que o estilo de vida que você escolheu para si, a partir de acontecimentos e experiências acumuladas.

Resumindo: você é, sim, capaz de mudar a qualquer momento, não apenas você mesmo (ser gordo ou magro, por exemplo) como também o mundo à sua volta, não importando o ambiente onde viva, as condições econômicas e sociais.

Se você se sente incapaz de mudar é porque, intimamente, inconscientemente, está tomando a decisão de não mudar, porque a forma como você vive, mesmo que lhe pareça infeliz na superfície, é o que te agrada e o que te faz feliz.

O que nos faz feliz é, portanto, uma consequência do nosso estilo de vida e dos sentimentos, resultantes de nossa interação com o mundo.

Ou seja: o que te torna feliz ou infeliz não é o mesmo para as pessoas a seu redor. Cada um de nós tem a sua própria felicidade e infelicidade.

Nesse ponto você poderia argumentar que essa afirmação não é verdadeira porque você está infeliz, por exemplo, com seu corpo, porque está gordo e não consegue emagrecer e está lendo este livro exatamente porque está decidido a mudar e emagrecer.

Mas essa é uma ideia superficial, parcial e não verdadeira. Você talvez esteja infeliz ou descontente com seu corpo por algum outro motivo e não por conta de seu estilo de vida atual.

Você gosta de assaltar a geladeira, de comer até se empanturrar, de carne gordurosa, de doces, muitos doces etc., etc. Tudo o que engorda e faz mal é uma delícia...

No fundo, apesar dos inconvenientes (como ter engordado, por exemplo), você provavelmente ama e considera seu estilo de vida prazeroso; e não está verdadeiramente disposto a mudar nada. Queria mesmo é que a ciência inventasse uma pílula mágica que acabasse com a gordura corporal para você seguir vivendo exatamente como está.

Não seria ótimo?

CORAGEM PARA MUDAR

No livro "A coragem de não agradar" de Ichiro Kishimi e Fumitake Koga, um filósofo conversa com um jovem e, em dado momento, o jovem diz que está, sim, decidido a mudar seu estilo de vida. A que o filósofo responde:

> É como dirigir seu carro velho, com o qual está familiarizado. Ele pode chacoalhar um pouco, mas dá para conviver com isso e guiá-lo sem dificuldade. Por

outro lado, quando alguém escolhe um novo estilo de vida, não é capaz de prever o que pode acontecer com seu novo eu, e nem tem qualquer ideia de como lidar com os eventos que surgirão. Fica difícil prever o futuro, e sua vida será carregada de ansiedade, talvez até passe a ser mais dolorosa e infeliz. Resumindo, as pessoas têm queixas e mais queixas, porém é mais fácil e mais seguro continuarem do jeito que estão. Mesmo que se sintam insatisfeitas.

E é disso que estamos falando: nós podemos mudar, não importa qual seja nosso estilo de vida, nossa personalidade, nossos costumes, nossa alimentação etc.

> **Podemos mudar — e não importa o nosso passado nem o ambiente em que estamos inseridos!**

Agora, se você vai mudar, aí é outra coisa bem diferente. Porque mudar exige, antes de mais nada, CORAGEM.

Então, eu te desafio: MUDE!
E mudar quando?
AGORA!

Porque é você quem determina como será seu futuro, não com base nos acontecimentos e experiências passadas, mas de acordo com o sentido que você dá a essas experiências passadas.

Isso fica muito claro na conversa do filósofo com o jovem, ainda no livro de Kishimi e Koga, quando o filósofo ressalta um dos pilares do raciocínio adleriano:

> Preste atenção no argumento de Adler aqui. Ele diz que o "eu" não é determinado por nossas experiências, mas pelo sentido que damos a elas. Ele não está dizendo que a experiência de uma terrível calamidade ou violência durante a infância não tem influência na formação da personalidade. Na verdade, a influência é forte. Mas o importante é que nada é determinado de fato por essas influências. Somos nós que determinamos nossa vida. Sua vida não é algo que alguém dá a você, mas algo que você próprio escolhe, é você quem decide como viver.

Para os gregos, as pessoas felizes eram acompanhadas pelo "bom demônio", um ser mítico, uma espécie de semideus, que determinava se você seria feliz ou não. A ideia era de que ser feliz era dispor de um "bom demônio", o que estava relacionado à sorte de cada um. Quem tivesse um "mau demônio" era fatalmente infeliz.

Parece "coisa de grego", não é mesmo? Mas a ideia faz sentido quando olhamos pela ótica adleriana. A felicidade está ligada aos nossos sentimentos. E, sim, há pessoas que se sentem felizes o tempo todo, mesmo quando a situação lhes é adversa. São casos excepcionais, óbvio, porque felicidade não é perene.

Penso que felicidade basicamente não seja a ausência de emoções negativas, e sim, nossa capacidade de resiliência. É saber bater no fundo do poço e ter automotivação para subir novamente.

Ninguém pode ser verdadeiramente feliz em 100% do tempo. Nem mesmo os mais modernos conceitos de marketing, que tentam vender a ideia simplória de que para ser feliz é preciso ter — no sentido de posses materiais —, leva à perenidade: você pode ter tudo e não ser feliz.

Ter coragem de não agradar — não aos outros à sua volta, mas a você mesmo — é uma lição dura de ser assimilada exatamente por contradizer tudo que você tem como verdades inabaláveis. Mesmo que isso te faça infeliz.

O grande desafio é, portanto, ter a coragem de dar um passo à frente, mas que esse passo signifique ir contra tudo o que você acredita. Afinal de contas, como disse Adler, "é você quem decide como viver".

O psicólogo Dacher Keltner, diretor do Laboratório de Interações Sociais da Universidade da Califórnia, em Berkeley, descobriu, com base científica, que é possível treinar nossa mente a partir de padrões positivos e/ou negativos de pensamento, que podem nos levar tanto à depressão e à ansiedade, quanto à felicidade.

Resumindo, cada um decide à sua maneira, com base em suas experiências, história de vida, meio ambiente, maneira de agir e por aí vai.

Pessoas mais impulsivas costumam tomar decisões rápidas e intempestivas, e pessoas de temperamento mais calmo costumam ser mais racionais; mas, de qualquer forma, não há uma fórmula e muitas vezes nossa tomada de decisão ocorre de forma errada, e estas atitudes acabam nos prejudicando seriamente.

O mais importante é você se conhecer e saber qual é a tua hora de decidir. E, a partir daí, decidir.

Veja essa experiência (é hipotética, tá? Não vá fazer isso!):

Coloque uma rã em um recipiente cheio de água e comece a aquecer a água. Quando a temperatura da água começa a subir, a rã ajusta a temperatura do corpo de acordo. E continua a regular sua temperatura corporal com o aumento da temperatura da água. Quando a água está prestes a atingir o ponto de ebulição, ela não consegue mais se adaptar. E é só aí então que ela decide pular. A rã tenta pular, mas aí já é incapaz de fazê-lo porque perdeu toda a sua força ao se adaptar ao aumento da temperatura da água.

Então, em alguns segundos ela vai morrer.

Mas o que matou a rã? Muitos dirão que foi a água fervente. Mas a verdade o que matou a rã foi sua incapacidade de decidir quando saltar.

Todos devemos nos adaptar a pessoas e situações, mas precisamos ter certeza de quando precisamos nos adaptar e aceitar, e quando precisamos seguir em frente.

Há momentos em que devemos enfrentar a situação e tomar as medidas apropriadas.

E a hora de pular é sempre enquanto ainda temos força.

Então, sim! Podemos mudar. Mesmo que para isso tenhamos que desagradar nosso "Eu" interior.

Mudar significa enfrentar um processo mental, que é educável, é programável e vai formar os nossos novos hábitos. E esses hábitos vão determinar nossas escolhas: pra onde ir, o que comer, o que falar, como agir, quando e o que comprar. E vão determinar também o que mais nos interessa nesse momento: se vamos ou não ser felizes.

E esse é o tema do próximo capítulo.

Vem comigo!

Antes, veja 8 desafios de como podemos mudar:

1. Desafie-se mais

Sair da zona de conforto pode ser um dos maiores obstáculos para quem busca mudar de vida. Afinal, existe sempre o medo do desconhecido e do que pode dar errado. Mas encarar novos desafios é o primeiro passo para quebrar essa barreira.

Busque sempre se superar. Assim, além de conquistar seus objetivos, você adquire novas experiências, que servirão de aprendizado e evolução pessoal.

2. Não busque atalhos

Sabe aquele jeitinho que a gente sempre quer dar para resolver tudo da maneira mais fácil possível? Aqui ele não funciona. Para ter uma verdadeira mudança de vida, é necessário que você viva todas as experiências em sua totalidade.

É uma excelente maneira de absorver aprendizados e de promover o seu crescimento pessoal. Nesse sentido, não existe receita de bolo. Siga o caminho que você escolheu traçar, mas sem queimar etapas.

3. Deixe o perfeccionismo de lado

Você já deve ter ouvido que nada (nem ninguém) é perfeito, certo? Essa frase é muito verdadeira. Cometer erros é normal, e todos estamos sujeitos a isso. Porém, você precisa ter disposição para repará-los e aprender com eles.

Não foque na busca pela perfeição a todo o momento, porque isso pode levar a frustrações que prejudicam seu desenvolvimento. Mantenha sua identidade, buscando sempre uma melhora, mas sem se prender ao perfeccionismo.

Essa é a hora ideal de esquecer aquele ditado que diz que "o bom é inimigo do ótimo" e preferir o "o ótimo é inimigo do bom". Está tudo bem em fazer as coisas ao seu tempo e com o esforço que você consegue empregar no momento.

4. Retome sonhos antigos

Lembra-se de quando era criança e você tinha tantos planos e sonhos, por exemplo, de ficar rico? Algumas condições impostas pelo mundo podem ter feito você se desviar desses desejos, mas nunca é tarde para retomar essas ideias.

Mesmo que algumas mudanças tenham acontecido na sua vida, você sempre pode correr atrás do que você planejou realizar há um tempo. Passe suas ideias para o papel e veja o que é necessário para concretizá-las.

Oportunidades estão sempre presentes. Mas você pode não conseguir vê-las, por ter um ponto de vista diferente ou simplesmente por acreditar que aquilo já não é mais para você. Mas, se ainda existe a vontade, por que não tentar?

5. Reconheça as suas perdas

Lembre-se que o caminho para o sucesso não é feito só de vitórias. As falhas são normais, e o grande diferencial dos vencedores é a capacidade de não desistir diante dos reveses. Isso significa que você pode dar vários tropeços pelo caminho, mas o que faz a diferença é continuar tentando, apesar de tudo.

Estabeleça suas metas, trace estratégias e tenha disposição para mudá-las caso as coisas não saiam como o planejado.

Não pense na desistência como uma opção. Às vezes, uma simples mudança de planos é suficiente para contornar as dificuldades que vão surgindo. Assim, você evita o efeito avestruz, que pode tornar os problemas bem maiores do que são.

6. Não tente agradar a todos

Quando você se preocupa em excesso com os outros, começa a deixar as suas vontades um pouco de lado. É aí que começa a viver mais para satisfazer as expectativas das pessoas, em vez de agir de acordo com as suas vontades e sonhos. Se esses dois pontos divergem, surgem os conflitos internos.

É natural querer agradar as pessoas que você gosta. Mas trabalhe para que isso não esteja sempre acima dos seus objetivos. Achar um equilíbrio é sempre um bom caminho e ajuda a lidar com esses dois aspectos (suas necessidades *versus* as necessidades dos outros).

7. Elimine o desnecessário

Seja no âmbito pessoal ou no profissional, é importante ter em mente o que é mais importantes para você. Organize seus pensamentos, crie suas prioridades e elimine o restante.

Assim, você consegue direcionar seu tempo e esforço ao que realmente terá relevância na sua vida, facilitando bastante o processo de mudança que tanto busca. Sem contar que isso ajuda a não acumular coisas demais, o que pode gerar uma bagunça em casa ou no trabalho.

Com uma planilha de gastos, você consegue diminuir aqueles custos que já não fazem mais sentido, são supérfluos ou não agregam nada à sua vida. Isso vale para o pacote de TV a cabo que não é bem aproveitado e aquele plano caro de telefone celular.

8. Não compare demais

Um dos maiores motivos de frustração é a ideia de que a grama do vizinho é sempre mais verde. Esse tipo de comparação pode ser muito prejudicial para sua saúde mental. Ao se comparar, você se preocupa mais com os outros em vez de focar no que já tem.

Ao vermos as outras pessoas rindo e demonstrando estarem felizes, imaginamos que suas vidas estão perfeitas. Mas já parou para pensar que parte disso pode ser uma ilusão? Todos enfrentam problemas, e o fato de alguém parecer estar melhor não significa que, no geral, realmente seja assim.

Capítulo 2

Nossos hábitos
nos definem

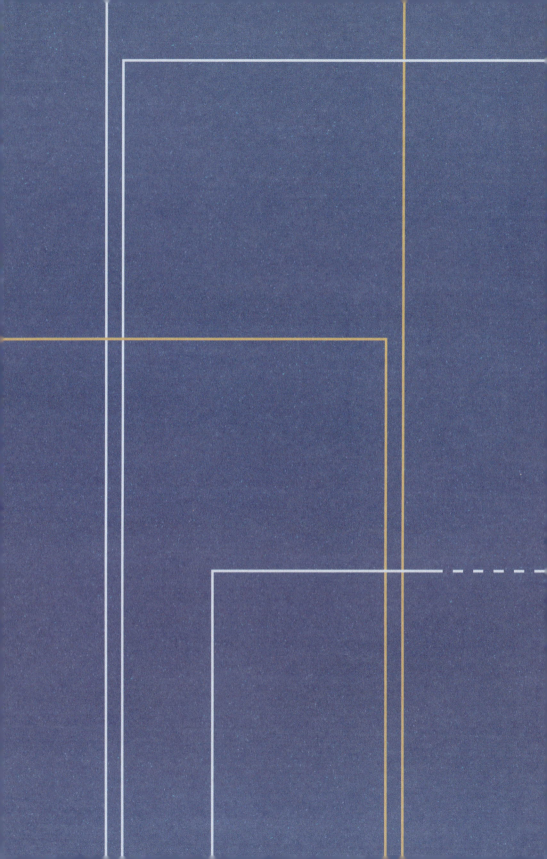

VOCÊ JÁ ASSISTIU AO FILME "CLICK"? É UMA COMÉDIA LEVE e muito boa, protagonizada pelo ator norte-americano Adam Sandler. Se não assistiu, recomendo.

No filme, Sandler faz o papel de um arquiteto casado e com filhos que está cada vez mais frustrado com sua rotina. Numa noite ele vai a uma loja para comprar um controle remoto universal, que ligue todos os aparelhos da sala, e lá encontra um homem misterioso (Christopher Walken), que lhe oferece um controle remoto realmente universal, que controla tudo, inclusive sua vida. E ele passa a usar o controle para acelerar sua vida, pulando as partes chatas.

O que acontece durante as partes editadas é o que nos interessa aqui. Nos intervalos, entre uma cena interessante e outra, ele vive como um autômato: seguindo apenas a rotina, dando respostas vazias, e fazendo seu trabalho mecanicamente.

E se eu lhe dissesse que todos nós temos um controle remoto desses?

Pois é. Como o personagem do filme, também vivemos pelo menos 40% de nosso tempo (dados de uma pesquisa da Universidade Duke, dos Estados Unidos) como autômatos, à mercê de nossos hábitos. É como se, por nove horas diárias, você vivesse exatamente igual ao personagem do filme "Click". Apenas fazendo o que faz todos os dias, e continua fazendo, fazendo e fazendo...

Agora, vamos refletir: pare um pouco. Pense na sua rotina. Lembre-se do que costuma comer assim que se levanta. Que meio de transporte utiliza para chegar ao trabalho? Quais tarefas você executa nas primeiras horas do dia? O que você come no almoço? É a mesma coisa todo dia? E, depois da refeição, come um docinho, toma um café, água, ou vai ao banheiro e volta a trabalhar imediatamente? E no fim do dia, você volta para casa, se senta na frente da TV, janta o que tiver e vai dormir? Ou sai para um *happy hour* com os amigos, abusa um pouco do álcool e, às vezes, nem janta?

E quais outros hábitos você tem? Fuma? Rói as unhas? Enfim, são muitos os hábitos ruins. Na internet você encontra sites que enumeram diversos desses hábitos, em diferentes níveis. Por exemplo, no econômico, o de não planejar seus gastos e usar o cartão de crédito como se fosse uma extensão da renda. No campo pessoal, escovar os dentes com muita força (o que, segundo os dentistas, só prejudica o esmalte dos dentes); dormir com roupa apertada, o que pode prejudicar a circulação e afetar a qualidade do seu sono, e por aí vai.

A verdade é que vivemos como o personagem de Adam Sandler: no piloto automático. Quase metade das ações que você realiza no seu dia não é de fato pensada antes de ser feita. São os hábitos que, mais precisamente, compõem 40% da sua rotina.

No livro "Ética a Nicômaco", Aristóteles (384-322 a.C.) explica que os homens se tornam o que são pelo hábito. Você se torna um bom engenheiro não apenas pelos estudos, mas construindo; se torna um músico de qualidade tocando, tocando e tocando... da mesma forma, diz o filósofo grego, um homem torna-se justo praticando atos justos e mau praticando atos maus.

As virtudes são, portanto, hábitos adquiridos ao longo da vida e devem ser exercidas de modo consciente. Segundo Aristóteles, para tocar uma música ou construir uma ponte é necessária a excelência, o engajamento e a repetição que leva ao hábito. A prática contínua de uma atividade ou de um comportamento nos possibilita internalizá-lo como um hábito.

E somente a prática leva à excelência.

É bem isso, não é mesmo? Tudo o que a gente faz e faz bem, tudo em que somos excelentes, advém da repetição, do treino, da prática.

A questão é que, no dia a dia, nosso cérebro faz a mesma coisa com ações diárias e corriqueiras, e o resultado é uma sequência de hábitos que nos automatiza.

De um ponto de vista, isso é bom porque não precisamos pensar em cada tarefa a ser executada. Imagina, a vida toda, ter que prestar atenção a cada tarefa a executar para dirigir, como abrir a porta, sentar, pôr a chave na ignição, ajustar o banco e o retrovisor, colocar o cinto, observar as luzes do painel, ligar o carro, movimentar o câmbio, engatar a marcha, acelerar (qual a quantidade de força ideal aqui?), fazer o carro andar, olhar para um lado e depois para o outro, girar o volante para a direita ou esquerda, olhar o retrovisor, o semáforo, as pessoas atravessando na faixa, enquanto a mão engata a marcha e o pé freia ou acelera... nossa! Quanta coisa! E você ainda tem que pensar na reunião que vai ter daqui a pouco, se está com todo o material, se fechou a janela (será que vai chover?).

Então o que nosso cérebro faz com tudo isso? Empacota.

As tarefas corriqueiras, executadas diariamente, como as ações necessárias para dirigir um carro, simplesmente se automatizam, e isso permite que você saia por aí dirigindo tranquilamente pelo trânsito, por mais caótico e estressante que ele seja, enquanto repassa a apresentação que vai fazer, o que vai dizer na reunião, enfim...

Pense nisso e perceba como são suas relações familiares e sociais, os exercícios físicos que pratica ou não, os tipos de comida, a quantidade e a frequência que come etc.

> **Você já deve ter ouvido milhares de vezes que, para se manter magro(a) e saudável, é necessário fazer uma reeducação alimentar. Isso quer dizer que apenas fazer regimes não é a solução; é preciso se reeducar. E como se faz isso? Ensinando seu cérebro a comer, para que ele automatize bons hábitos alimentares.**

Henry Ford costumava dizer: "Se você pensa que pode, ou se pensa que não pode, de qualquer forma você está certo". O que ele queria dizer é que a mente humana tem um enorme poder sobre a realidade e sobre nós mesmos.

A forma como pensamos nos define. E aprendemos a pensar da mesma forma como aprendemos a andar, a falar ou a dirigir um carro, como falamos antes. Por exemplo, se você aprende a comer descontroladamente quando criança, a tendência é que também coma descontroladamente na vida adulta. Se você não aprendeu a comer alface, nunca vai gostar da verdura.

"Temos sessenta mil pensamentos por dia, e a maioria é negativa", diz a escritora porto-riquenha Sharon M. Koenig, completando: "Nosso desafio é transformar esses pensamentos, tornando-os positivos e direcionados para nossas necessidades reais".

O problema é que isso é difícil e exige muita, mas muita força de vontade. Mas, se você aprendeu a dirigir, aprendeu a andar, aprendeu a realizar seu trabalho com eficiência, pode aprender a ser magro(a). Porque tudo isso está na sua cabeça, no seu cérebro, nos seus hábitos!

Claro que sistematizar algo, automatizá-lo e torná-lo um hábito é uma tarefa árdua e extremamente chata, porque tem de ser repetida diariamente e isso dói. Dói no corpo, na alma; dói em lugares que você nem imagina. É preciso esforço, mas garanto que vale a pena.

E não é apenas lutar contra seus hábitos, para automatizá-los e logo obter o resultado. Não! É muito mais complicado, porque nossa cabeça vai, ao longo do processo, questionar se o que estamos fazendo – mudando um hábito – é o certo.

Por exemplo, depois de 10 dias de regime, você vai se pesar e notar que perdeu apenas alguns gramas. Você vai se questionar imediatamente: isso vale a pena? E a resposta com certeza vai levá-lo(a) a desistir do regime, porque seu cérebro está habituado a comer sem controle, porque você está estressado(a), porque está ansioso(a), porque "está na hora" etc.

Vou lhe dar um exemplo de como nosso cérebro nos boicota quando queremos reprogramá-lo. Imagine um vendedor que tenha como missão vender livros de porta em porta (nem sei se ainda existe essa profissão, enfim). Ele começa sua jornada diária com o entusiasmo de sempre, pensando como nos foi ensinado: "O não eu já tenho, então o que eu conseguir é lucro". É uma ideia positiva ensinada nos cursos de técnicas de vendas que ajuda a lidar com a rejeição, que é uma constante na vida do vendedor.

E se, num determinado dia, esse vendedor bater à porta de dez casas logo nas primeiras horas da manhã e em todas elas receber um não? As pessoas sequer lhe deram a chance de falar a respeito do que está sendo oferecido.

Ao se aproximar do número dessas dez rejeições, o nervosismo começa a tomar conta, esse vendedor começa a duvidar de sua capacidade, do produto que está vendendo, de seus argumentos e até da roupa que está vestindo. Sua voz, antes firme e decidida, fica prejudicada, e seus pensamentos, erráticos. Ele começa a projetar um dia horrível e deixa de fazer seu trabalho direito.

Ele então está inevitavelmente dirigindo-se para a décima rejeição, que, com toda certeza, se confirmará. E dali em diante o dia inteiro será ruim e ninguém vai comprar nada dele. É melhor ir para casa.

E, se ele não tiver força mental para reverter isso, nos outros dias vai enfrentar os mesmos obstáculos, e estará liquidado. Poderá mudar de profissão, porque o problema não estará no produto, na sua forma de se vestir, na sua voz, na falta de atenção (ou dinheiro) dos clientes. O problema estará em sua mente.

Em outras palavras, a sequência de nãos daquela manhã programa no cérebro do vendedor um conjunto de crenças que projetam um futuro de fracasso. Por mais que ele tenha sido treinado a encarar as adversidades e a lidar com o não, uma sequência de pessoas que sequer lhe deram a chance de falar sobre a obra pode afetar sua autoconfiança e fazê-lo duvidar de sua capacidade de vender. No momento em que ele cai nessa armadilha, sua postura frente às suas vendas está fadada ao fracasso.

DR. GABRIEL ALMEIDA

O escritor Caio Carneiro, autor do livro "Seja foda!" e outros, costuma dizer em seus *fodcasts*: "O não é um cheque pré-datado para o futuro".

A imagem que transmitimos às outras pessoas, a forma como abordamos um cliente em potencial, a frase inicial, a expressão do rosto, tudo isso e muito mais é reflexo de nossos pensamentos e causam impacto no outro e em nós mesmos.

A solução para esse nosso vendedor é ignorar as mensagens de seu cérebro, acreditar que a próxima venda será um sucesso e repetir isso continuamente até que a venda se concretize.

Ou seja: a mudança de hábitos não acontece do dia para a noite. Persista, diariamente, como o vendedor de livros, batendo de porta em porta, encarando cada não como apenas mais um não, que uma hora ou outra será um sim.

Enfrente seu cérebro e prove que ele está errado.

No livro "O Poder do Hábito", de Charles Duhigg, o autor diz: "Transformar um hábito não é necessariamente fácil ou rápido. Mas é possível". Ele ensina que a mudança de hábito exige determinação, esforço e disciplina, e não é algo que acontece do dia para a noite, mas se constrói com o tempo e muita dedicação.

Como fazer isso?

Vou lhe dar algumas tarefas antes de passarmos para o próximo capítulo.

1º Faça anotações sobre seus hábitos diários. Rememore e numere nas linhas a seguir cada uma das tarefas que você tem realizado automaticamente.

_____
_____
_____
_____
_____
_____

2º Como estamos tratando de emagrecimento, liste tudo o que você costuma comer, horários, quantidades etc.

_____
_____
_____
_____
_____

3º Nesta lista, enumere tudo o que acha que seja preciso mudar.

_____
_____
_____
_____
_____
_____

4º E o que você realmente está decidido(a) a mudar.

5º Trace metas de curto, médio e longo prazos, alternando o que você acha que precisa mudar com o que você realmente deseja mudar. Explico: dividir suas metas faz com que a rotina fique menos desgastante e o novo hábito mais prazeroso. Outra dica: mudar um hábito substituindo-o por outro.

Para concluir: tenha em mente que hábitos não surgem rapidamente. Eles são difíceis de serem formados, pois requerem planejamento, consistência e disciplina, mas, uma vez instalados, tornam sua vida infinitamente melhor. Afinal, somos produto dos nossos hábitos!

E lembre-se sempre: o caminho de mudança de hábito não é uma linha reta. É claro que devemos dar o nosso máximo, fugir de situações que servem de gatilhos (vamos falar deles no próximo capítulo) e aprender a conviver com sabotadores, mas não espere acertar 100% durante o processo! Como tudo na vida, o mais importante é não desistir e acreditar que é possível.

Sete dicas que vão ajudar na reeducação alimentar

1. Faça pequenas refeições em intervalos definidos e rotineiros.

2. Escolha alimentos mais saudáveis: frutas, legumes, verduras e carnes magras.

3. Diminua ou corte o açúcar e o sal.

4. Tome água – pelo menos 2 litros por dia.

5. Substitua os temperos industrializados por ervas naturais.

6. Nos lanches, prefira frutas a pães, bolachas ou biscoitos.

7. Coma mais fibras – ajudam no bom funcionamento do intestino e dão saciedade.

Capítulo 3

Apertando o
gatilho

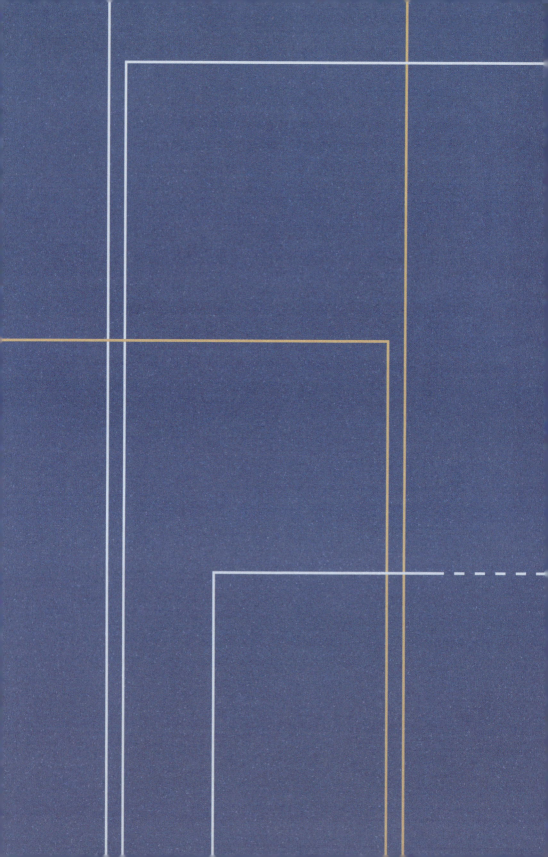

NÃO IMPORTA O PASSADO, NEM OS MOTIVOS OU OS CAMINHOS que trouxeram você até aqui. O que importa é quem você é agora e como vai agir daqui por diante.

O escritor Érico Veríssimo nos ensinou que a vida começa todos os dias. E é verdade. Não existe um dia, um prazo, uma idade. Um novo capítulo da sua vida começa agora. Basta que você esteja preparado(a) para o novo, como alguém que está chegando agora à sua casa, ao seu bairro, à sua cidade. Então, tenha a idade que tiver neste momento, lembre-se de que o que quer que tenha acontecido ontem é passado; no máximo, uma lembrança (boa ou ruim) de algo que não vai voltar a se repetir.

Como observou o filósofo pré-socrático Heráclito de Éfeso: "Ninguém pode entrar duas vezes no mesmo rio, pois quando nele se entra novamente, não se encontram as mesmas águas, e o próprio ser já se modificou".

A pessoa que começou a ler este livro não é você agora, mesmo que tenham se passado apenas alguns minutos. Nós nos transformamos a cada instante, a cada estímulo que recebemos.

Pense nas seguintes cenas: levantar e bater o dedinho do pé na quina da cama; tomar café e derrubar a xícara na roupa que acabou de colocar; sair de casa apressado(a) por ter trocado de roupa e dar de cara com um trânsito terrível; chegar ao trabalho atrasado e encontrar seu chefe... pronto! Uma bronca logo cedo. Não tenha dúvidas, seu dia vai ser daqueles. Era melhor nem ter saído da cama.

Mas todos esses acontecimentos, na verdade, não significam nada. São apenas pequenos acontecimentos sem ligação alguma. Só que, para o seu cérebro, são gatilhos que acendem o alerta indicando que outros problemas virão ao logo do dia. E pode ter certeza: eles virão! E isso acontece o tempo todo. Nossa mente pode ser tanto uma aliada quanto uma vilã, dependendo dos estímulos que recebe.

Cada um dos pequenos acontecimentos da manhã, por exemplo, se transforma em gatilho mental – estímulo que nosso cérebro humano recebe e converte em uma sentença. Ele analisa o que está acontecendo, compara com o que já aconteceu e determina o que vai acontecer. E essas decisões têm uma força tão grande que realmente acontecem. São uma armadilha.

Nosso cérebro automatiza tudo, para o bem ou para o mal, mas ele não faz isso de propósito, de forma consciente; é aí que mora o problema. Ele funciona a partir desses gatilhos, disparados a partir de emoções.

Isso quer dizer que somos totalmente guiados pelas emoções, que podem ser boas ou ruins a partir dos estímulos externos que recebemos.

Por isso, quando você bate o dedinho do pé na quina da cama, logo ao se levantar, essa dor repentina dispara uma emoção ruim, uma raiva daquilo. E essa raiva vai se espalhar para tudo à sua volta. Se alguém falar com você nesse momento, com certeza a resposta será ríspida. Se, a partir de então, outros pequenos gatilhos negativos forem sendo disparados – como derrubar café na roupa, deparar com um trânsito complicado etc. –, seu cérebro vai determinar que você terá um péssimo dia.

Os gatilhos emocionais são, portanto, determinantes em nossas vidas porque resultam em respostas mentais que geram outras emoções (geralmente negativas) e determinam pensamentos e comportamentos conectados principalmente a experiências passadas. E, a partir deles, nosso cérebro antecipa o que virá no futuro.

E isso é tão intenso que um pequeno acontecimento pode se transformar numa marca que nos acompanha pelo resto da vida. Essas marcas, que os psicólogos chamam de "traumas", são especialmente perigosos na infância, porque é a fase da vida em que ainda não entendemos o mundo. Quando estamos vulneráveis – seja quando somos crianças e estamos aprendendo sobre o mundo, seja quando estamos acordando e batemos o pé na cama –, as chances de esses gatilhos se tornarem permanentes formam um trauma muito maior.

Quer um exemplo?

Vamos fazer um exercício: imagine que você está de volta à escola, alguém começa uma briga em que você é envolvido(a) involuntariamente e seus pais são chamados. Você vai à coordenadoria, a psicóloga da escola tem "aquela conversa" com seus pais, e você passa por um momento terrível. E, enquanto você está ali, naquela posição complicada, com todos na sala recriminando seu comportamento, o alto-falante toca uma música. Conscientemente, você nem presta atenção à música. Seu foco está no momento terrível que está vivendo. Mas aquela música, pelo resto da sua vida — se você não a identificar e conseguir se livrar do gatilho —, vai lhe trazer lembranças negativas, deixá--lo(a) mal-humorado(a) etc. Isso é um gatilho mental. Eu usei uma música como exemplo, mas pode ser uma cor (a cor da blusa da diretora), um lugar (a sala da reunião fatídica), um cheiro que entrou pela janela naquele momento, enfim — qualquer coisa pode se transformar num gatilho.

Entender quais são nossos gatilhos é fundamental, por exemplo, para conseguir emagrecer. E essa é uma investigação particular. Cada um de nós tem seus gatilhos e não são nem de perto parecidos com os de outras pessoas. Então, não adianta eu lhe dar uma fórmula, como é comum alguns "gurus" da internet fazerem. Por exemplo: alguns especialistas sugerem que, diante de uma situação estressante, você ouça uma música tranquila; por exemplo, ambientes que querem transmitir uma aura de paz e tranquilidade geralmente têm música clássica tocando. Mas, e se, para você, for o contrário? Se aquela música for o gatilho que dispara emoções ruins, desperta raiva etc.? Então, fazer uma investigação particular, para detectar quais são os seus gatilhos, é a melhor forma de obter algum controle sobre eles.

> **Vou lhe contar um segredo: ter consciência de seus gatilhos, identificar o que os dispara e quais resultados provocam é imprescindível para emagrecer, o que é nosso foco neste livro. Entender o gatilho que o(a) faz sentir fome é básico. Veja, você tem fome quando sua barriga ronca, quando tem sensação de estômago vazio? Isso é o que chamamos de fome fisiológica. É o normal. Mas há outros tipos de fome, e você pode estar sendo vítima de seus gatilhos.**

Além da fome fisiológica que, como eu disse, é causada pela necessidade de nutrição do corpo, há vários outros tipos de fome, e cada um tem seus gatilhos específicos. Tradicionalmente dividimos a fome em quatro tipos: "fisiológica", como eu disse, causada pela necessidade de nutrição do corpo; a "social", que é uma vontade de comer em uma festa, em um aniversário, em um *happy hour* etc. (ou seja, você come porque há outras pessoas comendo, e não porque seu corpo precisa de alimento); a "específica", que é a vontade de algo peculiar, uma pamonha, por exemplo (preste atenção, pois este alimento pode ser um gatilho); e, a pior de todas, a fome "emocional".

A fome emocional está totalmente ligada aos gatilhos mentais e vem de traumas adquiridos ao longo da vida. Comer se torna uma forma de cobrir um sentimento que lhe traz dor, tristeza, raiva ou alegria e pode levar, além da obesidade (óbvio), à depressão.

Dados de uma pesquisa feita durante a pandemia de covid-19, pelo Instituto de Estudos para Políticas de Saúde (IEPS), mostram que o isolamento social provocou um aumento significativo do índice de obesos em várias capitais do país. Para nível de comparação, em 2020 foram registrados 21,5% dos adultos com obesidade, contra 20,3% em 2019. Manaus (24,9%), Cuiabá (24%) e Rio de Janeiro (23,8%) lideraram a incidência de obesidade nas capitais. E por que isso aconteceu? Porque, trancadas em casa, as pessoas ficaram mais estressadas, e isso faz disparar um gatilho que simula a sensação de fome. Além disso, cientistas da Universidade de Harvard, nos Estados Unidos, descobriram que, além de aumentar a vontade de comer, o estresse emocional leva à preferência por certos alimentos: ele faz aumentar a vontade de ingerir produtos alimentícios altamente calóricos, ricos em açúcar, gordura etc. Bem que podiam dar uma vontade danada de comer uma salada de alface, não é?

"Quando ingeridos, estes alimentos suprimem o estresse emocional no cérebro temporariamente e, por isso, ficaram conhecidos como 'alimentos confortantes', gerando uma espécie de vício", explica Michael Miller, editor-chefe da "Harvard Mental Health Letter".

Para nós, essa informação serve para identificar um gatilho: o estresse.

O que o(a) estressa? Pense nisso, enquanto vamos ver um outro estudo, muito interessante, da pediatra (e monja) norte-americana Dra. Jan Chozen Bays, que identificou nove gatilhos que disparam a falsa sensação de fome:

1. **Fome dos olhos:** segundo a Dra. Bays, como somos muito estimulados pela visão, uma refeição esteticamente bonita nos leva a comer mais do que algo feito sem muito capricho. Por exemplo, ao comparar a comida de um restaurante chique à de um marmitex, sentimos mais vontade de comer da primeira, em que os ingredientes provavelmente estarão mais arranjados e frescos, do que do marmitex, em que, geralmente, tudo estará misturado, podendo "tirar" a sua fome. Então, a imagem de um prato de comida dispara um gatilho que o(a) leva a comer. Outro detalhe (cuidado com isso!) para o qual ela chama à atenção: se, durante a refeição, você estiver fazendo outra atividade — assistindo à TV, mexendo no computador ou celular, o que é muito comum hoje em dia —, você não "enche os olhos" e, por isso, vai comer muito mais.

2. **Fome do nariz:** o cheiro da comida está ligado ao sabor. Na maioria das vezes que pensamos que algo é gosto, isso é, na verdade, o "cheiro" da comida. A indústria alimentícia utiliza muito isso, com aromatizantes para satisfazer a sua fome do olfato. O cheiro é outro gatilho.

3. Fome da boca: o que a gente considera "comida saborosa" é, muitas vezes, um condicionamento. O que é considerado uma comida deliciosa na região onde você nasceu pode ser abominada em outros lugares. **Comida mais azeda, doce, salgada ou picante dispara gatilhos ligados a sensações da infância**. A chamada "boca nervosa", que é aquela necessidade de mastigar, também pode estar ligada à fome da boca.

4. Fome do tato: sentir nos dedos a textura do alimento ou sua temperatura, por exemplo, pode influenciar o quanto isso nos satisfaz e a quantidade que comemos. Comer pizza com garfo e faca ou segurando a fatia na mão – como os americanos – pode nos levar a comer mais ou menos.

5. Fome do ouvido: o som de um alimento na boca, como uma batata *chips*, muitas vezes dispara um gatilho que nos leva a devorar o pacotinho inteiro. Quando você come no "piloto automático" — assistindo à TV, por exemplo —, mesmo que não se dê conta, vai comer muito mais.

6. Fome do estômago: sentir um vazio no estômago (um frio na barriga) nem sempre significa fome. Muitas vezes confundimos essa sensação com ansiedade ou nervosismo, e isso dispara o gatilho que leva a nos alimentarmos de maneira descontrolada. Esse é um gatilho muito comum e responsável por boa parte da obesidade.

7. **Fome do corpo:** quando nossas células precisam de nutrientes, podemos nos sentir irritados, cansados ou ter alguns sintomas, como dor de cabeça.

8. **Fome da mente:** somos constantemente bombardeados por diferentes informações — este alimento é bom, aquele é ruim; é certo ou errado comer assim ou assado —, e acabamos comendo muito mais por pensar sobre o alimento e o corpo do que por fome.

9. **Fome do coração:** emoção — a mãe de todos os gatilhos. A vontade de certos alimentos pode estar relacionada à nossa infância, ou porque já nos acostumamos com algo, ou porque nos sentimos melhor (sistema de recompensa do nosso cérebro) comendo algo.

Saber identificar que tipo de fome você está sentindo e quais gatilhos estão ligados a ela é fundamental para conseguir emagrecer e, principalmente, manter-se magro(a). Lembre-se: do ponto de vista fisiológico, a fome é um sentimento disparado pelo organismo quando há necessidade de reposição nutricional. O estômago vazio libera um hormônio chamado grelina, que age diretamente no cérebro, fazendo com que a sensação de fome seja ativada. Aí, quando comemos, o intestino libera outro hormônio, chamado incretina, que diz ao cérebro: "tô cheio". Tecnicamente, é isso.

Os cientistas descobriram isso e criaram as incretinas de laboratório. A principal delas é o GLP-1. Você provavelmente já viu essas substâncias nas farmácias. São medicamentos com nome comercial de Victoza e Ozempic.

A fome real nada mais é do que a falta de caloria no corpo, o que pode provocar problemas como desnutrição, atraso no desenvolvimento mental, falta de vitaminas, anemia, anorexia, câimbra, dor de cabeça, desconforto intestinal, cabelos e unhas fracos, mal--estar, indisposição etc. Isso tudo é normal e orgânico. O problema está na sensação de fome gerada pelos mais diversos gatilhos, porque automatizamos esse tipo de fome e reagimos sem pensar. Comer por outros motivos se torna um hábito, algo que é difícil de ser mudado.

Por exemplo, tem gente que se senta para assistir a um filme ou a uma série e, imediatamente, abre um saquinho de *chips* ou faz aquela baciada de pipoca, comendo tudo, automaticamente. É um hábito ruim. Como mudar isso? É o que vamos ver no próximo capítulo.

IDENTIFICANDO GATILHOS

A compreensão dos gatilhos que fazem sentir fome, optando por esse ou aquele alimento, é fundamental para determinar as mudanças comportamentais que vão levar ao emagrecimento. Vamos fazer alguns exercícios para conhecer alguns gatilhos:

Exercício 1. Preste atenção às reações de seu corpo diante de algumas situações. Por exemplo, quem está tentando parar de fumar evita tomar café ou cerveja, porque essas bebidas inconscientemente levam a acender um cigarro: café e cerveja são gatilhos. Se você come *chips* ou pipoca ao assistir TV, são gatilhos.

Vá identificando o que dispara ações ou sentimentos que o(a) levam a assaltar a geladeira. Às vezes, pode ser uma conversa com uma pessoa conhecida, um *post* numa rede social, enfim, qualquer coisa. Quer ver? Às vezes a gente almoça ou janta não porque está com fome, mas porque "está na hora". A hora de comer é um gatilho. Você não precisa comer porque "está na hora". Então, identificar esses gatilhos que levam você a comer é nosso primeiro exercício.

Anote esses gatilhos. Lembre-se de quais reações físicas, mesmo sutis, podem desencadear e qual é a sensação quando você come.

Exercício 2. Ainda pensando em fome, preste atenção a pensamentos e lembranças que possam resultar em ações automatizadas. Procure pensamentos extremos de algo ou alguém que conduza sua mente a uma sensação boa ou ruim, certa ou errada etc.

O que esses pensamentos ou lembranças lhe trazem de sentimentos, que tipo de comida o(a) lembram? **Anote.** Essas informações ajudam a melhorar a autoconsciência.

Exercício 3. Ao passar por uma situação de estresse, raiva ou medo, registre o que levou àquela situação. Às vezes você descobre que o gatilho está em uma palavra, em um gesto, em um objeto, em um cheiro... Os gatilhos emocionais podem ser disparados por qualquer coisa: um barulho, uma pessoa que fala alto. Vá anotando tudo.

Exercício 4. Faça uma revisão diária de tudo que aconteceu com você. Por exemplo, depois de um dia estressante no trabalho, enumere os acontecimentos que o(a) levaram ao estresse: lembre-se da batida do dedinho no pé da cama, do café derramado na roupa, da bronca do chefe.

Identificar esses gatilhos vai evitar que você reaja da mesma forma no futuro. Não é porque bateu o pé na cama ou derramou café na roupa que seu dia será ruim.

Anote o que aprendeu até aqui.

Exercício 5. Finalmente, vamos identificar as frustrações. Procure entender quais necessidades suas não foram atendidas (e isso desde a infância): aceitação, atenção, segurança, tranquilidade, sentir-se necessário(a), estar certo(a), ser valorizado(a), ter controle da situação etc.

Pense: quais necessidades e desejos não atendidos estão constantemente reaparecendo e influenciando seu dia a dia e, muitas vezes, levando você a assaltar a geladeira?

E anote. Mantenha um diário ou um caderno em que você registra cada

passo nessa jornada.

E lembre-se: ninguém vai trilhar esse caminho por você. Se você quer emagrecer, quer se manter saudável de verdade, essa é a hora: identifique seus gatilhos e assuma o controle da sua vida.

Você pode.

Você consegue!

"OS HÁBITOS NÃO SÃO INEVITÁVEIS.
PODEM SER IGNORADOS,
ALTERADOS OU SUBSTITUÍDOS."

Charles Duhigg, em "O Poder do Hábito"

TENHA UMA ROTINA DE ATIVIDADES FÍSICAS

As atividades físicas ajudam no aumento da imunidade, no emagrecimento saudável e na manutenção do peso. Por isso, crie o hábito de praticar exercícios regulares.

A caminhada é um excelente início para quem nunca praticou atividade física ou está sem condicionamento físico – lembre-se de utilizar roupas apropriadas e um tênis confortável.

Os exercícios funcionais também são excelentes e se baseiam nos movimentos naturais do corpo humano, como pular, correr, puxar, agachar, girar e empurrar. Eles dão força, equilíbrio, flexibilidade, condicionamento, resistência e agilidade.

Capítulo 4

Hábitos podem ser *desconstruídos*

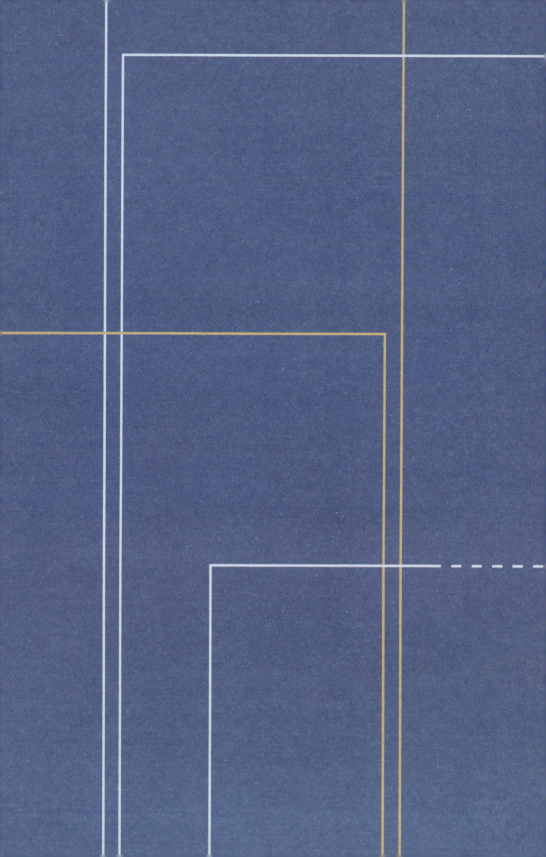

> **"Seja inteligente a ponto de identificar o que você precisar deixar para trás para que sua vida caminhe para frente!"**
> Caio Carneiro, em "Seja foda!"

AGORA QUE JÁ APRENDEMOS A IDENTIFICAR NOSSOS GATILHOS e sabemos quais são os que nos impulsionam em direção à geladeira, precisamos de muita, mas muita determinação para vencê-los, e a frase anterior traduz exatamente o que precisamos nessa jornada.

Mas, antes de pensar em desconstruir esses gatilhos, é preciso conhecer seu **estilo de vida**. Porque pesquisas científicas mostram que cerca de 80% das doenças crônicas podem ser evitadas, tratadas e revertidas com mudanças no estilo de vida.

Na definição da Organização Mundial da Saúde (OMS), estilo de vida "é o conjunto de hábitos e costumes que são influenciados, modificados, encorajados ou inibidos pelo prolongado processo de socialização".

Isso quer dizer que você vive de acordo com influências que recebe (da família e da sociedade) desde o berço. O tipo de comida, os sabores, as quantidades, a regularidade com que você se alimenta, se pratica ou não exercícios físicos, tudo tem a ver com os hábitos de sua família e da região onde nasceu.

Se seus pais gostam ou gostavam de comida industrializada, lanches, muitos doces, enfim, e se se alimentavam mal e, ainda por cima, eram sedentários, muito provavelmente você também gosta desses alimentos, é sedentário(a) e tem problemas com a balança. Da mesma forma que, se sua família tem hábitos saudáveis, uma alimentação balanceada e pratica exercícios regularmente, você dificilmente será sedentário(a) ou obeso(a), porque a maioria de nossos hábitos vem de berço, e mudá-los, depois de adulto, exige muito esforço.

Quanto mais esse estilo de vida estiver enraizado em sua personalidade, mais sofrida será a mudança porque, quando falamos nisso, nos referimos a sair da nossa zona de conforto. Precisamos lutar contra um padrão de memórias consolidadas, que nos dizem a todo momento que permanecer no habitual é o correto.

Lembra de como foi aprender a dirigir ou andar de bicicleta? Foi preciso aprender uma série de ações que foram sendo memorizadas à medida que você as praticava, até se tornarem automáticas. A partir daí, essas memórias deixaram de ser conscientes e passaram a ser automatizadas: você entra no carro, liga e sai dirigindo sem ter de pensar em todas aquelas ações – pisa aqui, aperta ali, vira pra lá etc.

Isso quer dizer que a maior parte do que fazemos conscientemente não precisa ser mudada, a menos que nos cause algum sofrimento. O que precisa ser mudado são os hábitos que fazem parte do processo de memória que não precisamos acessar conscientemente nem exigem planejamento. Se você já identificou seus gatilhos, sabe o que faz você levantar do sofá e ir assaltar a geladeira. Então, aqui está o segredo: **mudar hábitos exige concentração no aqui e agora**.

Por exemplo, se automaticamente você se levanta pela manhã, lava o rosto, escova os dentes, faz café, frita ovos e *bacon* (como a maioria dos americanos), pega o carro e vai trabalhar e precisa mudar essa rotina, tem de se concentrar no que está fazendo. Digamos que, a partir de agora, você pretende fazer 30 minutos de exercícios físicos, tomar um suco, comer uma fruta e ir trabalhar de bicicleta, vai ter de se concentrar muito nessa sequência de tarefas que são estranhas à sua rotina para manter essa decisão consciente até que se torne um hábito.

E como fazer isso? O hipnoterapeuta francês Émile Coué dizia que a imaginação sempre vence a vontade.

"Nós, que temos orgulho de nossa vontade, acreditamos fazer livremente o que fazemos, mas na realidade não passamos de pobres bonecos, os quais a imaginação manipula todos os fios. Não deixaremos de ser esses bonecos enquanto não a soubermos guiar".

O que são os seus gatilhos? Podem ser algum tipo de alimento, uma situação, um sentimento etc. Cada um tem gatilhos diferentes que levam a hábitos alimentares ruins.

Para algumas pessoas, o tédio é um gatilho, para outras, o estresse, um *happy hour* ou um momento de solidão. Não importa quais são seus gatilhos individuais, eles impedem o seu caminho para um emagrecimento bem-sucedido. Se você já tentou mudar seus hábitos para emagrecer, mas sem sucesso, uma das coisas que o(a) impediram foi nunca ter aprendido a identificar ou controlar os alimentos, situações e sentimentos que provocam a alimentação inconsciente. Então, a tarefa é identificar que o(a) motiva a comer errado, na hora errada, nas quantidades erradas e passar a manipular esses fios. Para fazer isso, é fundamental deixar de lado os gatilhos mentais negativos, por exemplo: "Isso é difícil e eu nunca vou conseguir".

**Toda mudança é difícil, mas, sim!
É possível e você consegue.**

Pensar negativamente é um dos gatilhos mentais mais perigosos e sabotadores da sua determinação de mudar.

Outra coisa: comparar-se a outra pessoa: "A minha prima come de tudo e é magra, e eu vivo de regime e continuo gorda". Essa é uma comparação que só vai te trazer sofrimento.

> Cada organismo funciona de uma forma e, se ficar repetindo para si mesmo(a) que não consegue emagrecer, é exatamente isso que vai acontecer: você não vai emagrecer, como o insone, exemplificado por Coué, que fica pensando "Tenho que dormir, tenho que dormir", e não dorme.

É preciso trazer um novo significado para o processo de emagrecimento, que deve estar ligado ao lado positivo da jornada. Focar em frases positivas, se elogiar, ressignificar bons momentos e fazer melhor. Faço isso todas as manhãs, quando acordo às 4 horas: posto no Instagram a frase "O dia hoje promete assim como todos os outros dias que virão".

O pensamento positivo reforça a sua autoconfiança. Isso eu vejo em minha rotina diária e você vai entender. Agora, quando você fala mal de si mesmo, o guerreiro dentro de você escuta suas palavras e é enfraquecido por elas.

Vamos encarar isso de forma prática. Se você pensa que é um fracassado e que tem dificuldades para resolver problemas, de forma imediata isso é armazenado no seu subconsciente.

Em determinado momento do dia aparece um problema para você resolver e quase que instantaneamente você recebe a mensagem em sua mente dizendo para não tentar resolver por que você é um fracassado e que tem dificuldades para resolver os problemas. Você fica paralisado frente ao problema e não resolve.

Por outro lado, se você nutre o seu subconsciente com pensamentos positivos, assim como eu faço todos os dias afirmando que o dia hoje promete, eu fortaleço o guerreiro que está dentro de mim, e na hora do problema meu cérebro expande me trazendo diversas soluções.

Como eu consegui isso? Foi de uma hora para outra? Não. Eu fiz isso todos os dias da minha vida com frases positivas para mim e vi isso ser automatizado.

> **Hoje inundo meu cérebro com palavras positivas e vi a mágica desse hábito fazer eu prosperar em meio a todas as adversidades que encontro na minha vida.**

Lembre-se, o tempo que você gasta para pensar positivamente e negativamente é o mesmo. Agora os resultados em sua vida são completamente diferentes.

A escolha está nas suas mãos.

Voltando para a alimentação: quando precisamos cortar ou inserir alimentos em nossa rotina, o desafio é reprogramar a mente, porque as emoções, os pensamentos e as atitudes são fatores determinantes para o sucesso da reeducação alimentar.

O escritor e bilionário Raymond Thomas Dalio, mais conhecido como Ray Dalio, fundador da maior e mais lucrativa gestora de fundos do mundo, diz que, para alcançar o sucesso, é necessário passar por **cinco etapas**:

1. Estabelecer metas claras.
2. Identificar os problemas e usá-los para melhorar.
3. Entender as causas do problema.
4. Desenvolver um plano.
5. Fazer o seu melhor.

Se você quer ficar saudável e ter bons hábitos, alimente seu corpo com coisas positivas, com bons alimentos, com bons hábitos e com bons pensamentos, não dando espaço para hábitos que causem problemas à sua saúde.

> **Nossa saúde e vitalidade dependem da harmonia total do corpo e da mente. Para ser saudável, é fundamental cuidar bem do corpo e da mente, cultivando bons hábitos de vida.**

Adotar bons hábitos e entender que as escolhas feitas hoje se refletirão diretamente em seu futuro é essencial. Isso inclui ter uma boa alimentação, praticar atividades físicas e cuidar da saúde mental.

Os pensamentos positivos são como vitaminas indispensáveis que deveríamos incluir em nossa rotina logo pela manhã, e isso está comprovado cientificamente. Um estudo conduzido pelo Centro Médico da Universidade de Duke, nos Estados Unidos, constatou que emoções positivas podem tornar alguém mais saudável. A pesquisa foi feita monitorando um grupo de 2.618 pessoas (homens e mulheres) que passariam por uma angiografia, exame capaz de revelar como o sangue flui pelas artérias que nutrem o coração. Antes do exame, os voluntários responderam a uma pesquisa sobre o que esperavam do futuro e como estaria a sua saúde. Quinze anos depois, o estudo concluiu que as pessoas que tinham pensamentos positivos e esperavam estar curadas tinham 24% a menos de chance de morrer por complicações cardíacas.

Um outro estudo, da Universidade de Toronto, mostrou que o humor altera, literalmente, a forma como a pessoa enxerga, modificando até mesmo funções do córtex visual, ou seja, a parte do cérebro responsável pelo processamento de informações visuais. Para chegar a esse resultado, os pesquisadores exibiam para voluntários imagens capazes de despertar diferentes humores. Enquanto isso, as atividades cerebrais deles eram analisadas em um exame de imagem. As figuras exibidas eram espécies de mosaicos formados por uma face humana no centro, cercada de imagens menores e que faziam referência a locais (como uma casa). Para forçar as "cobaias" a olharem para o centro da imagem, uma tarefa era dada a elas: identificar se o rosto na folha era de um homem ou de uma mulher. A pesquisa comprovou que pessoas de mau humor não enxergavam as imagens do plano de fundo, que cercavam a face. Entretanto, quando a mesma imagem era exibida e o humor do voluntário estava melhor, a pessoa reconhecia todos os detalhes em segundo plano da figura. **A conclusão do estudo é que o bom humor e o pensamento positivo aumentam o tamanho da janela pela qual enxergamos o mundo, nos dão mais saúde e até podem retardar o envelhecimento.**

Todos temos pensamentos negativos, dúvidas e momentos de mau humor. Isso varia de acordo com a fase da vida que se está vivendo, mas o excesso de negatividade e o mau humor constante podem anular qualquer chance de alcançar suas metas, sejam elas quais forem. A forma como você pensa determina seu comportamento e suas ações. Quem pensa positivo automaticamente se torna uma pessoa otimista. Afinal, enxergar a vida com bons olhos torna as pessoas menos amargas. Os otimistas mantêm em sua mente o objetivo que desejam alcançar e traçam as melhores rotas. Fazem isso tendo em mente que os empecilhos são apenas obstáculos a serem superados, e não impeditivos de alcançarem aquilo que mais querem. As pessoas que colocam em prática o pensamento positivo têm bem claro na mente quais são seus sonhos e como irão alcançá-los, reunindo uma grande confiança e planos estratégicos para chegarem lá.

Se você praticar a positividade, tudo ao seu redor mudará, porque seu cérebro passará a trabalhar em um estado no qual há mais hormônios de prazer, como as endorfinas, fluindo pelo seu corpo. Por consequência, você se torna uma pessoa mais feliz e disposta a ir atrás do que almeja. Outra grande vantagem é o aumento da autoestima, fundamental quando fazemos um regime e estamos mudando hábitos. E mais: pessoas otimistas são mais felizes.

Desconstruir hábitos, visando a mudança de vida, passa por assumir uma atitude otimista que vai resultar, além da capacidade de controlar o seu peso, em uma vida mais feliz.

AS DIFICULDADES QUE AS PESSOAS TÊM PARA EMAGRECER

As dificuldades estão associadas a hábitos. As pessoas estão habituadas a ter uma alimentação ruim. "Ah, doutor! Mas é obvio que os hábitos ruins estão associados à obesidade", é algo que você poderia argumentar. Mas não é tão simples assim.

Seu cérebro funciona preferencialmente para economizar energia e ele tenta automatizar algumas ações. Um exemplo bem claro: imagine uma pessoa que chega de um trabalho estressante e tem o hábito de sentar-se ao sofá e consumir uma garrafa de cerveja para aliviar o estresse. Com o passar dos dias, o cérebro habitua-se a esse ritual.

Para mudar esse quadro você tem que entender que o hábito é composto por três fases: gatilho, rotina e recompensa. Vou explicar melhor. Você sentou ao sofá, e isso é um gatilho para disparar a vontade de consumir cerveja. A vontade vai gerar a rotina do consumo. Este, por sua vez, é a recompensa, aquela sensação de bem-estar e diminuição da ansiedade após a ingestão alcoólica. Quando você entende as fases que compõem o hábito, você passa a ter as ferramentas necessárias para quebrar essa rotina. O passo inicial é impedir o gatilho. No exemplo em que dei, seria evitar chegar do trabalho e ir para o sofá. Em vez disso, poderia sentar-se em uma cadeira e ler um livro. Pronto, você mudou o gatilho. Você pode associar essa leitura a uma alimentação saudável, para ajudar. No início vai ser um pouco difícil, mas é aí que está surgindo um novo gatilho, um gatilho saudável, que é sentar na cadeira, ler um livro e ingerir uma alimentação saudável.

Com o tempo, essa alimentação vai virar rotina. A rotina saudável vai trazer também uma nova recompensa: você vai emagrecer, melhorar sua disposição, autoestima, entre vários outros benefícios.

Daniel Kahneman, um grande psicólogo vencedor do Prêmio Nobel, lançou uma teoria que fez muito sucesso e que inspirou-o a escrever o livro chamado "Rápido e Devagar. Duas formas de pensar". Segundo essa teoria, você teria uma forma de pensar "rápida", que seria aquela intuitiva, e outra "lenta", em que você reflete antes de tomar a decisão. O pensamento rápido, se usarmos o exemplo anterior, é você sentar--se ao sofá. Você sentou e o cérebro economizou energia para chegar ao objetivo de forma rápida. Pelo pensamento lento, você senta no sofá e pensa "se eu ingerir bebida alcoólica, vou engordar e minha saúde vai piorar". Nesse momento, você analisa a situação é diz: **Não. Não vou fazer isso.**

REGRAS BÁSICAS PARA VOCÊ MUDAR SEUS HÁBITOS

Neste fim de capítulo, vamos nos concentrar em quatro regras básicas que vão ajudar você a mudar seus hábitos de vida:

Regra 1. Identifique os comportamentos, os hábitos, as atitudes e os pensamentos que travam seu comportamento e anote-os diariamente.

Regra 2. Monte um plano concreto baseado em pensamentos positivos. Por exemplo: "Eu consigo comer menos". E transforme isso em determinação.

Regra 3. Não desista nunca. Você pode e você consegue. Quando deparar com um obstáculo, não se entregue ao fracasso. Nunca desista. Seja persistente: ninguém consegue mudar da noite para o dia um hábito que há anos está enraizado em seu subconsciente.

Regra 4. Finalmente, comemore cada vitória, por menor que seja. Reconheça o seu sucesso. Ninguém sabe os sacrifícios que você fez para chegar a perder 100 gramas que sejam. Então essa vitória é sua.

Lembre-se: as outras pessoas podem fazer críticas a você por estar acima do peso, podem fazer *bullying* com você, achando que é desleixo, preguiça, gula... mas não é nada disso. Você não tem a menor culpa. A obesidade é uma doença, inclusive com a Classificação

Estatística Internacional de Doenças e Problemas Relacionados com a Saúde, CID-E66.

Então você tem uma doença e precisa de tratamento. Para você ter uma ideia, nos últimos dezessete anos, a obesidade mais do que dobrou no Brasil. O que isso quer dizer? Quer dizer que você não está sozinho(a).

O obeso precisa de cuidado e tratamento, e isso acontece por meio da mudança do estilo de vida e acompanhamento médico

A dificuldade de mudar hábitos só existe porque não refletimos sobre nossas atitudes, já que estamos no piloto automático. Aprenda a encontrar seus gatilhos, seja otimista e determinado(a), e você vai ver que tudo vai mudar em sua vida.

Aprenda a reconhecer e aplaudir suas vitórias, por menores que sejam, porque ninguém vai trilhar esse caminho com você.

Seja otimista, persistente e comemore!

"A GENTE NÃO SE LIBERTA DE UM HÁBITO
ATIRANDO-O PELA JANELA:
É PRECISO FAZÊ-LO DESCER A ESCADA,
DEGRAU POR DEGRAU."

Mark Twain

AS TRÊS REGRAS DA BOA ALIMENTAÇÃO

Regra 1

Beber água é um hábito alimentar importantíssimo. De seis a oito copos de água, todos os dias, hidratam o corpo de dentro para fora, controlam a temperatura corporal, otimizam o trânsito intestinal e melhoram a pele, as unhas e os cabelos.

Regra 2

Prefira alimentos orgânicos (produzidos sem produtos químicos), integrais (maior quantidade de fibras) e que possam ser consumidos crus. Eles aumentam a sensação de saciedade, colaborando para o controle do peso e regulando a taxa de glicose no sangue.

Regra 3

Uma das melhores maneiras de emagrecer é consumir um grande café da manhã. Jamais pule essa refeição. Ela é a mais importante do seu dia. Se você não faz essa refeição, passe a fazê-la. No início é difícil, mas com o tempo você estará HABITUADO a ela.

Tem um ditado que gosto bastante em relação aos horários das refeições que é: tome o café da manhã como um rei, almoçe como um príncipe e jante como um mendigo. Dessa forma fica claro que a refeição que você deve comer menos ou até não comer é o jantar. Ah, doutor, mas ficar sem jantar é muito difícil. Concordo que pode ser difícil para você que já está HABITUADO com o jantar, mas como eu já te ensinei nesse capítulo, hábitos podem ser descontruídos

Capítulo 5

Desconstruindo
crenças
limitantes

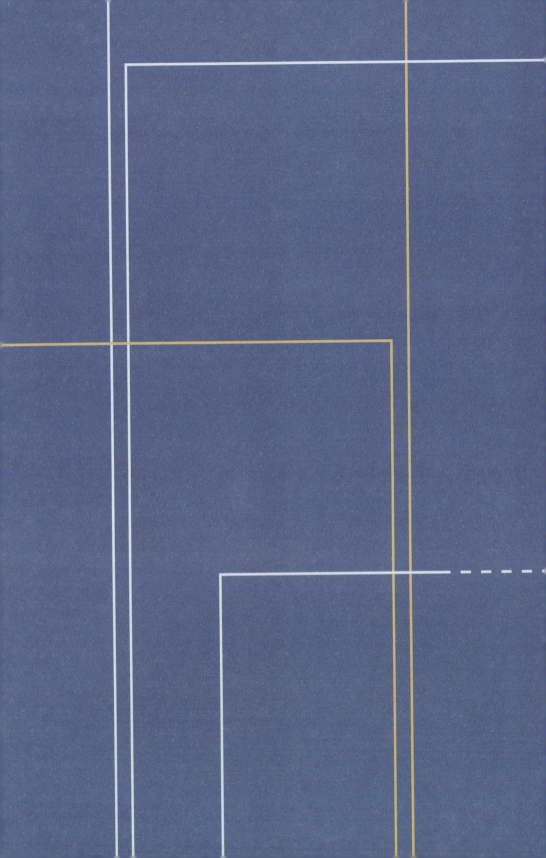

TUDO O QUE VOCÊ PENSA E DIZ PARA JUSTIFICAR UMA DERROTA é uma crença limitante:

- Nunca vou conseguir juntar dinheiro.
- Não consigo aprender isso.
- Não consigo alcançar meus sonhos.
- Eu não mereço ganhar isso.
- Não resisto a tal comida.
- Minha fome é maior que eu.
- O que as pessoas vão pensar?
- A vida não é justa comigo.
- Eu não sou forte o bastante para conseguir.
- Como sou azarado(a).
- Como sou desastrado(a).

Ideias assim criam barreiras que o(a) impedem de alcançar o sucesso e prosseguir com seus planos de crescer, criar, levar uma vida saudável — e emagrecer.

> **É preciso derrubar essas barreiras de forma definitiva, porque elas fazem você acreditar que só existe um caminho, uma linha de raciocínio, uma tentativa.**

E, se nessa você falhar, o que é muito comum nas primeiras tentativas (às vezes por dezenas de tentativas seguidas antes de obter sucesso), acaba criando uma barreira mental.

A crença limitante se forma de duas maneiras: inicialmente por meio de pensamentos e sentimentos e, depois que está enraizada, por meio de decisões automatizadas. A parte complicada da mudança dos hábitos é que a maioria das pessoas quer saber a fórmula secreta, aplicar e resolver imediatamente qualquer problema. Isso não existe. Quem vende receitas prontas dizendo "faça isso e você vai emagrecer", ou "faça aquilo e você nunca mais será gordo(a)", está tentando enganá-lo(a) e, não raramente, vender alguma coisa para você que não lhe servirá para nada, além de fazê-lo(a) gastar dinheiro à toa.

Charles Duhigg, em "O Poder do Hábito", explica que não existe somente uma fórmula para mudar hábitos, mas milhares delas, porque as pessoas são únicas e cada uma tem muitos hábitos diferentes. Isso abre um leque enorme de possibilidades de diagnósticos, então a solução é identificar quais são esses hábitos e que gatilhos os desencadeia. Ele exemplifica:

> **"Quando você automaticamente vira seu carro à esquerda no caminho para o trabalho, o que desencadeia seu comportamento? Uma placa de rua? Uma árvore específica? Saber que esta é, de fato, a rota certa? Todos esses fatores juntos?**
>
> **Quando você está levando seu filho para a escola e descobre que, por distração, começou a fazer o caminho para o trabalho – e não para a escola –, o que provocou o erro?"**

Qual foi o gatilho que desencadeou o comando "dirigir para o trabalho" em vez do comando "dirigir para a escola"? Segundo Duhigg, experimentos mostraram que quase todos os gatilhos habituais se encaixam em uma entre cinco categorias:

1. Lugar;
2. Hora;
3. Estado emocional;
4. Outras pessoas;
5. Ação imediatamente anterior.

"Às vezes a mudança leva um bom tempo e exige uma série de experimentos e fracassos, mas, uma vez que você entenda como ela funciona e quais são os gatilhos, você ganha poder sobre ela." (trecho do livro "O Poder do Hábito", de Charles Duhigg).

Para o jornalista Daniel Goleman, considerado o pai da inteligência emocional, para uma mudança positiva precisamos de motivação, apoio, avaliação, planejamento e prática. Isso quer dizer que, para realizar mudanças, é importante ter em mente um processo longo em que existem grandes chances de derrota. Seus hábitos e as crenças que você carrega desde a infância são forças contrárias terríveis que vão impor barreiras quase intransponíveis. Veja bem: eu disse "quase".

Ser persistente, por mais difícil que seja a transposição dos obstáculos, e seguir continuamente com o processo, pode lhe trazer a confiança e ajudar a vencer em algum momento futuro.

Para atingirmos o objetivo de emagrecer, por exemplo, precisamos "aprender" quais são as nossas crenças limitantes e onde estão ocultas, porque elas moldam tudo o que você faz. Elas o(a) impedem de ver oportunidades e talvez até mesmo desencorajam a tentativa.

Por exemplo: quem te disse que existe um destino previamente traçado ao qual você está preso(a)? Isso não existe. Tenha em mente que a sua vontade, o seu desejo, o seu sonho e a sua determinação em atingi-los é que determinam o seu destino.

No final deste capítulo, disponibilizo alguns exercícios para você detectar quais crenças estão enraizadas em sua mente e como elas o(a) estão limitando. Pare e reflita sobre elas, enumere o que realmente você quer para a sua vida, quais são seus sonhos e as possibilidades de realização, porque não adianta também você viajar na maionese: "Meu sonho é pesar cinquenta quilos". Isso depende de uma série de outros fatores, como a sua compleição física.

É preciso distinguir o sonho do objetivo e saber que um é consequência do outro. Se não for, não é realista. Por exemplo, você sonha em ter uma boa profissão e está estudando, se aperfeiçoando e buscando trabalhos nesse caminho. Perfeito! Esse é um sonho que vai se realizar se você persistir. Você sonha em comprar um carro novo do modelo mais top ou fazer uma viagem para tal país. Começa a juntar dinheiro, pesquisar preços, estudar o idioma.

> **Enfim, você se prepara e trabalha naquela direção. Você sonha emagrecer e permanecer magro(a) e está mudando a sua alimentação, cuidando de seus gatilhos, fazendo exercícios e trabalhando metas de curto prazo:**
>
> **"Essa semana vou perder 200 gramas". Você está no caminho certo e vai conseguir.**

O sonho é uma ideia, uma imagem, um pensamento, e o objetivo é o que você faz para realizar esse sonho. O objetivo pode (e deve!) ser planejado. Você pode estabelecer metas de curto, médio e longo prazos e ir caminhando até atingir os seus sonhos.

> **O sonho é uma inspiração, um alvo.**
>
> **O objetivo é o caminho até ele.**

As crenças limitantes o(a) impedem de atingir seus sonhos porque minam seus objetivos. Pois fracassar ao tentar atingir uma meta não é um desastre, mas pode criar uma barreira. É como se você descobrisse um limite: minha capacidade vai até aqui.

E aí, daquele momento em diante, você começa a se sabotar. E, cada vez que olha para aquele limite, diz: "Eu nunca vou conseguir". E se alguém tentar argumentar que outra pessoa superou aquele limite, você diz: "Pra ele funciona, mas pra mim não. Tenho que encontrar outro caminho, porque por aí não dá. Eu sou gordo, não adianta tentar emagrecer, tenho que me aceitar como sou".

E desfia uma série de frases negativas que foram gravadas em seu subconsciente, automatizadas por seu cérebro, e que o(a) limitam exatamente naquele ponto.

"Estou muito velho(a) para fazer isso",

"Não consigo",

"Nem vou tentar",

"Nunca vou aprender isso",

"Pra mim tudo tem que ser mais difícil",

"Na hora certa vai acontecer",

"Deus quis assim",

"Não nasci pra ser rico(a)",

"Não vejo saída",

"Não tenho tempo de fazer isso",

"Sempre dá tudo errado pra mim" etc.

Quantas destas frases já se pegou dizendo?

Elas têm um poder destruidor devastador, que impedem você de emagrecer, de mudar de vida, de ter um emprego melhor, de fazer uma viagem, enfim, elas criam uma cerca em torno do que se chama **zona de conforto**.

E aqui está o pulo do gato: seus sonhos não estão dentro desse cercadinho. Seus sonhos estão muito além da zona de conforto. Para chegar à realização deles, você precisa romper essas barreiras; precisa pular essa cerca, precisa abrir essa porta e se jogar para fora. Porque sem desafios não existe mudança.

Você já deve ter ouvido a frase: "Tá ruim, mas tá bom". Ela é muito contemporânea. As pessoas estão a todo tempo se conformando com as dificuldades, adaptam-se e aceitam uma realidade insatisfatória, mas confortável: "Tá ruim, mas tá bom", "Podia estar pior", "A vida é assim", e desse jeito estabelecem uma rotina em que aceitam as dificuldades como algo normal e corriqueiro. "Todo mundo vive assim", "Aqui é assim".

Quando você passa a aceitar essas ideias derrotistas como algo normal dentro de sua rotina, quando você passa a achar que, apesar de estar ruim, de não ser exatamente o que você queria, aquela posição, aquele peso, aquele emprego e aquele carro são o máximo que conseguiu, você caiu na armadilha das crenças limitantes. Sair desse quarto escuro, ter coragem de abrir uma janela, que seja, para olhar lá fora, se torna uma dor que lhe traz medo e incertezas.

Mas, por mais doloroso que seja, você precisa se desafiar... precisa acreditar.

DR. GABRIEL ALMEIDA

Porque você consegue. Basta dar o primeiro passo e insistir, insistir até que a cerca caia. É claro que a sua mente vai sabotá-lo(a), vai lhe dizer que não, que você está errado(a) em fazer aquilo, que o melhor é não arriscar, manter a rotina, "ficar quieto(a) no seu canto". Mas não se deixe enganar, pois é mentira.

Existe uma frase, atribuída ao físico Albert Einstein, que diz: "Insanidade é fazer sempre a mesma coisa, várias e várias vezes, esperando obter um resultado diferente". Essa é uma verdade. Se você quer realmente emagrecer e permanecer magro(a), tem de mudar sua rotina, sua alimentação, deixar de ser sedentário(a), de comer bobagens, enfim, precisa viver de forma diferente da que viveu até aqui.

E, por mais difícil que isso possa lhe parecer, é possível, basta querer.

> **Repita diariamente:**
> **Eu posso!**
> **Eu quero!**
> **Eu consigo!**

Não há nada que possa me impedir de atingir essa meta, esse objetivo, esse sonho.

Lembre-se: tudo o que fazemos, a forma como pensamos, sentimos e agimos não são verdades absolutas. São apenas resultados das coisas que acreditamos como verdadeiras.

É por causa disso que vemos tantas pessoas vencendo onde você nem imaginou que seria possível.

Você vê a notícia de alguém que escalou o Monte Everest e pensa: "Eu jamais conseguiria". Na verdade, mesmo se você tivesse alguma limitação física, seria possível, sim, e você conseguiria se tentasse. Quer ver um exemplo?

Em 2018, o chinês Xia Boyu subiu os 8.848 metros do Everest. Ele tinha 69 anos na época e havia perdido os dois pés na primeira vez que tentou subir a montanha e fracassou em todas as tentativas seguintes, mas nunca desistiu.

"Estou tentando desde 1995, quando minhas pernas ficaram pelo caminho. Na época em que meus dois pés foram amputados, eu me desesperei, quis desmoronar, mas não desisti", contou Xia Boyu. "Em 2018, na quinta tentativa, eu consegui. Cheguei aos 8.848 metros, aos 69 anos, mesmo que o destino tentasse me impedir. Tornei-me o primeiro duplo amputado das pernas que conseguiu escalar a montanha pelo lado nepalês", comemorou. E aí vem o pulo do gato: "Minha força vem de meus sonhos e do reconhecimento de minhas conquistas". Quer uma crença limitante pior que ter as duas pernas amputadas? Repito: tudo é possível, basta acreditar. Ou, como disse o poeta francês Jean Cocteau: "Não sabendo que era impossível, foi lá e fez".

Acredite, se você está acima do peso e tem os critérios de obesidade você não é obeso(a). Você está obeso(a).

E você tem esse corpo porque não ousou mudar, não ousou desafiar seus limites, não ousou desafiar a sua montanha e subir nela mesmo que seus pés tivessem ficado pelo caminho.

Não importa a idade, não importa de onde veio, os costumes de sua família, seu círculo de amizades, de sua comunidade. Se eles têm um conjunto de costumes alimentares que não são saudáveis, isso não quer dizer que você tenha de seguir a tradição. Desafie-se.

VENCENDO SEUS LIMITES

Para fixar o que aprendemos neste capítulo, vamos fazer alguns exercícios.

Lembre-se de que as crenças dão significado a tudo que fazemos e são tão fortes que nos paralisam completamente. A esse cercadinho damos o nome de zona de conforto. Sair dele custa caro e dói, mas você não pode desistir ou medir esforços.

Há seis grupos de crenças limitantes:

- **Parentais:** quando os pais interferem exageradamente na vida dos filhos, dizendo que algo não é bom, que é melhor seguir outro caminho, que é ruim ou que não deve fazer alguma coisa.

- **Experiências ruins:** você fracassou em algum momento, abriu uma empresa e faliu, fez um regime e não emagreceu etc. Tudo isso criou uma experiência ruim que o(a) leva a acreditar que nunca vencerá aquilo. "Arrume um emprego que é melhor", "O jeito é eu me aceitar como sou".

- **Padrão de fracasso:** quando você fracassa em alguma coisa e entende que sempre vai acontecer algo parecido, você cria um padrão que vai impedi-lo(a) de ter sucesso.

- **Vitimismo:** são desculpas que você cria para evitar tentar algo novo: "Eu nasci assim", "Nada dá certo pra mim", "Já tentei, mas sempre dá errado", "Isso não é pra mim".

- **Medo do desconhecido:** o medo de pular a cerca dispara os gatilhos de todas as crenças limitantes que você traz consigo e o(a) impedem de tentar algo novo.

- **Influência social:** a maneira de pensar e de encarar os desafios das pessoas à sua volta, da comunidade em que vive, influencia fortemente suas crenças limitantes.

COMO VENCER ESSAS CRENÇAS?

Passo 1.

Identifique o que o(a) limita. Pesquise em sua mente cada pensamento, cada emoção, cada ideia que, de alguma forma, o(a) impeça de promover uma mudança em sua vida. Faça uma lista e anote naquele caderninho cada pensamento limitante, cada crença e emoção associada a ele.

Passo 2.

Examine cuidadosamente essas crenças. Como elas surgiram? Em que momento da vida você passou a acreditar que aquilo era uma verdade? Anote cada argumento que lhe venha à cabeça para defendê-las.

Passo 3.

Imagine como seria a sua vida se você não tivesse aquela limitação. Lembre-se sempre de que a limitação não existe. É apenas algo em que você acredita, então use sua imaginação. Nossa imaginação nos permite voar além da cerca e nos ajuda a ver como é o mundo lá fora. Trabalhe em cima de cada crença:

"Eu não consigo guardar dinheiro" — imagine como seria sua vida se você pudesse fazer isso;

"Não gosto de fazer caminhadas", "Não gosto de comida saudável, prefiro lanches e chips", "Essa história de ficar fazendo exercícios e comendo alface não é pra mim. Gosto de comida que tenha sustância" — agora imagine como seria a sua vida e seu corpo se você gostasse de caminhar e preferisse comida saudável aos lanches.

"Meu relacionamento é ruim, mas me separar seria muito difícil, temos as crianças, um patrimônio, uma vida inteira juntos. Tá ruim, mas tá bom. Podia ser pior" — imagine como seria viver com outra pessoa, encontrar um(a) parceiro(a) diferente, morar num lugar diferente, em uma vida diferente.

Todas essas ideias que coloquei entre aspas são crenças limitantes muito comuns, mas existem muito mais. Encontre as suas e trabalhe, com sua imaginação, como seria se você pulasse essa cerca.

Passo 4.

Ouse pular a cerca! Vai lhe parecer assustador no começo, mas, acredite, você é capaz. Comece a guardar dinheiro, mesmo que a quantia seja ínfima; se você "não gosta" de comida saudável, vá ao mercado e compre tudo o que não gosta, coloque no seu prato e experimente.

Se você não gosta de caminhar ou se exercitar, estabeleça um horário diário e passe a fazer isso, apesar de seu corpo reclamar, apesar das dores, apesar de tudo. Acredite: você pode se tornar um atleta olímpico, não importa a idade.

QUER UM BOM EXEMPLO DISSO TUDO?

O atleta Antônio Antunes Fonseca, mais conhecido como Toniquinho, foi uma lenda do atletismo mundial.

Nascido em 1914, começou a treinar depois de se aposentar, aos 65 anos. E, apesar de muitos acreditarem que era impossível, por ele ser muito velho, Toniquinho teve uma sólida carreira como atleta de alto nível por mais de 30 anos.

Ele se destacou nos 100, 200, 400, 800 e 1.500 metros rasos. Participou de provas de revezamento, marcha atlética, arremesso de martelo, de disco e de dardo. Competiu em vários países e foi campeão mundial de atletismo no Japão, nos Estados Unidos, na Austrália e na África do Sul. Conquistou mais de 500 medalhas e troféus ao longo da carreira.

Em 2016, aos 102 anos, Toniquinho se tornou o atleta com idade mais avançada do mundo a carregar a Tocha Olímpica.

Ele morreu em 2022, aos 107 anos, de causas naturais enquanto dormia. "Minha vida é um milagre", ele costumava dizer.

> **Acredite no milagre de sua vida e ouse desafiar seus limites, não importa quais sejam.**
>
> **Você pode. Você consegue.**
>
> **Não existem barreiras.**

"IMAGINE UMA NOVA HISTÓRIA PARA SUA VIDA E ACREDITE NELA."

Paulo Coelho

AS TRÊS LEIS DA SUGESTÃO TERAPÊUTICA HIPNÓTICA, DE ÉMILE COUÉ

1. **Lei da atenção concentrada:** quando uma pessoa concentra a sua atenção em uma ideia, esta se concretiza por si mesma.

2. **Lei do esforço contrário:** quando uma pessoa pensa que não pode fazer algo e, quando tenta, continua a ter esse pensamento, menos capaz se torna de fazê-lo.

3. **Lei do sentimento dominante:** estabelece que uma sugestão ligada a uma emoção supera qualquer outra sugestão que, no momento, exista na mente. O sentimento dominante (emoção) em conexão com aquela sugestão faz com que ela tenha uma influência mais forte sobre a mente.

Capítulo 6

Ser feliz ou ser magro(a),

eis a questão!

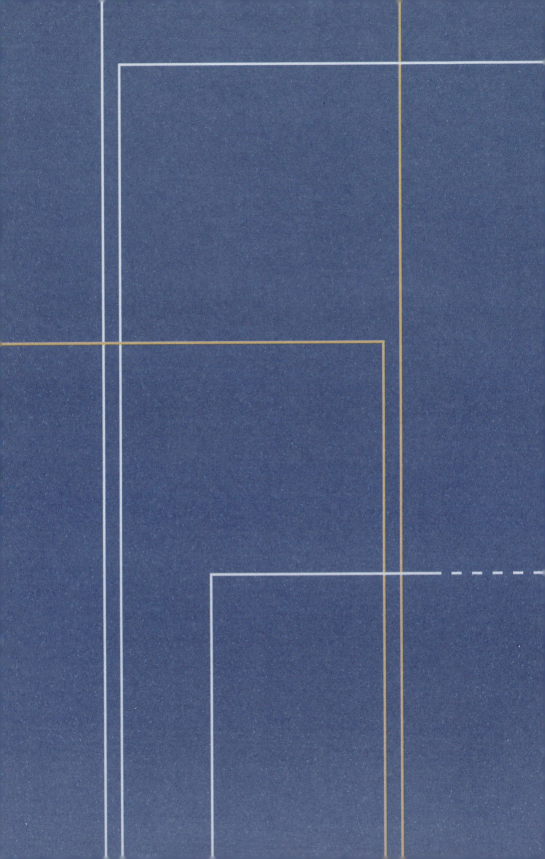

Você pode se perguntar: o que estar magro(a) ou gordo(a) tem a ver com felicidade?
E eu te respondo: tudo.

LEMBRA QUANDO EU DISSE SOBRE COMO OS PEQUENOS acontecimentos da manhã podem "estragar" seu dia? Você derrubou café na roupa, bateu com o dedinho no pé da cama, entrou em um engarrafamento ou levou uma bronca do chefe, e pronto: acabou o dia.

A forma como reagimos aos acontecimentos ruins, por menores que sejam, tem muito a ver com como funciona nosso cérebro. E isso tem influência fundamental sobre tudo o que fazemos e como encaramos o mundo.

Uma pesquisa dos psicólogos William Cunningham, da Universidade de Toronto, e Alexander Todorov, da Universidade de Princeton, mostrou que pessoas mais otimistas (e geralmente mais felizes) são mais capazes de regular suas emoções que as pessoas pessimistas. E, quando falamos em engordar ou emagrecer, controlar as emoções é mais importante do que qualquer regime que se possa fazer. Isso quer dizer que pessoas felizes conseguem se concentrar em coisas positivas e filtrar as negativas, reduzindo, por exemplo, a ansiedade, uma das maiores vilãs da "boca nervosa".

A maneira como nos sentimos impacta diretamente como nos alimentamos. Quando falamos em alimentação saudável, geralmente olhamos para os nutrientes de cada alimento, procurando balancear a alimentação (o que é o ideal), mas a grande verdade é que os nutrientes não têm significado algum quando você abre a geladeira, por exemplo. Nesse momento, você não está atendendo às necessidades biológicas, mas a uma fonte apaziguadora de um mal-estar interno, um sentimento, uma emoção para a qual o alimento funciona como uma fonte de punição ou compensação.

William Cunningham e seus colegas fizeram o estudo com 15 pessoas, mostrando imagens que variavam entre positivo, negativo e neutro, avaliando a emoção que provocavam. Eles descobriram que as imagens positivas causavam reação numa pequena região do cérebro, do tamanho de uma noz, e que, portanto, é possível treinar o cérebro com o objetivo de aumentar as emoções positivas e reduzir as negativas.

A maneira como você vê o mundo (se o copo está meio cheio ou meio vazio) determina se você é uma pessoa feliz e bem-humorada, como vê os acontecimentos, como encara seus objetivos, os revezes normais da vida etc.

A fábula do empresário e do pescador nos ajuda a entender, na prática, as consequências da maneira como encaramos a vida. A história é assim:

> Um homem de negócios estava passando as férias em uma pequena vila de pescadores. Depois de receber um telefonema que o deixou estressado, ele saiu do hotel e foi para a praia esfriar a cabeça. Foi aí que observou um pescador voltando do mar em um pequeno barco, com uma quantidade pequena de peixes frescos.

> O homem de negócios chegou um pouco mais perto e ficou fascinado com a beleza dos peixes. Então ele deu os parabéns ao pescador e perguntou quanto tempo levou para ele pegar aqueles peixes.

> — Só um tempinho, respondeu o pescador.

> — Por que você não ficou mais tempo e pegou mais peixes? — perguntou o homem de negócios.

> — Eu peguei peixe suficiente para mim, minha família e até mesmo para dar um pouco para os meus amigos.

> — Mas o que você faz com o resto de seu tempo? — indagou o negociante.

> O pescador sorriu e respondeu, em um tom calmo e relaxado:

— Eu durmo até tarde, brinco com meus filhos, tiro uma soneca e, à noitinha, dou uma caminhada na praia com minha esposa, bebo uma cerveja e toco violão com meus amigos. Eu tenho uma vida muito gostosa!

O homem de negócios riu e deu alguns conselhos ao pescador:

— Olha, eu tenho MBA de uma universidade de muito prestígio dos Estados Unidos e vou lhe ensinar um pouco sobre negócios. O que você deve fazer é passar mais tempo pescando e vender o peixe que não consumir. Com o dinheiro extra que vai ganhar, você pode comprar um barco maior e empregar algumas pessoas para lhe ajudar. Logo, você terá dinheiro suficiente para comprar vários barcos e, eventualmente, montar uma empresa.

O homem de negócios continuou:

— Uma vez que sua empresa tenha crescido, você começa a exportar seu peixe. Aí, você começa a vender direto ao consumidor, sem intermediário, controlando o produto, o processamento e a distribuição. Aí, você se muda para Nova Iorque e emprega os melhores gerentes do mundo para ajudá-lo a fazer crescer o seu negócio.

O pescador aí respondeu:

— Mas, senhor, quanto tempo vai levar isso tudo?

O homem de negócios formado respondeu:

— Quinze a vinte anos, vinte e cinco, no máximo.

— E depois, o que faço, senhor? — perguntou o pescador.

O homem de negócios sorriu e respondeu:

— Aí é que vem a grande recompensa! Na hora certa,

você vende as ações de sua empresa ao público e torna-se muito, muito rico, com milhões de dólares em seu nome.

O pescador ainda não tinha entendido bem o propósito de tudo aquilo:

— Milhões de dólares? E o que eu faria com todo esse dinheiro?

E o negociante respondeu:

— Você se muda para uma pequena vila de pescadores no litoral, dorme até mais tarde, brinca com seus filhos, ou melhor, com seus netos, tira uma soneca e, à noitinha, vai dar uma caminhada na praia com sua esposa, onde você pode beber uma cerveja e tocar violão com seus amigos.

— Mas não é isso que eu faço hoje, senhor? — perguntou o pescador, olhando fixamente para aquele belo mar.

Para o físico Albert Einstein, "uma vida simples e tranquila traz mais felicidade do que a busca pelo sucesso em um desassossego constante". Essa é a famosa "teoria da felicidade" que Einstein escreveu num pedaço de papel e deu como gorjeta a um mensageiro do Hotel Imperial de Tóquio, em 1922. Aliás, uma bela gorjeta, porque a mensagem é maravilhosa e o papel foi leiloado por US$ 15 milhões anos depois.

Há inúmeros "gurus" hoje em dia indicando receitas de como se pode ser mais feliz e realizado, como emagrecer e permanecer magro etc. E lhe digo que todos os caminhos levam a Roma. Isto é, se você usa qualquer um desses ensinamentos com sabedoria, se tem uma missão de vida que norteie cada uma de suas atitudes, conquistas e aprendizados, o trabalho dos gurus fica fácil. Você pode, por exemplo, contratar um coaching para ajudá-lo nessa missão de se encontrar, e o que ele vai fazer é basicamente ajudá-lo(a) a despertar e desenvolver seu potencial, porque você tem uma missão. E se você não tem essa visão clara da sua missão, do que te faz feliz, nada mais vai resolver.

No livro "Tropeçando em Felicidade", o professor Daniel Gilbert, da Universidade Harvard, lembra que temos três grandes decisões a tomar na vida: onde viver, o que fazer e com quem casar. O problema, diz ele, é que o cérebro humano está mal equipado para decidir o que fazer, a fim de obter a máxima felicidade.

"Poderíamos aproveitar as experiências e conselhos alheios, mas isso não acontece, em parte porque cada um de nós acredita ser terrivelmente especial. Os jovens norte-americanos esperam viver mais, ter casamentos mais longos e viajar mais vezes à Europa que a média real de suas faixas etárias. Eles também acreditam que as chances de gerar um filho com dotes excepcionais, adquirir casa própria ou ler seu nome nos jornais são maiores que as chances de sofrer um acidente de automóvel ou contrair uma doença venérea", diz o professor.

Ao longo da vida, argumenta Gilbert, a experiência nos ensina que nos adaptaremos rapidamente a qualquer situação e elas não nos tornarão mais ou menos felizes. Aquela visão otimista se torna extremamente pessimista e acabamos imaginando que nossa miséria é muito maior do que muitas vezes de fato é. Por isso, ter um propósito de vida, seja ele concreto ou abstrato, está mais relacionado à razão de nossa existência, à nossa força interna e à nossa motivação para seguir em nossa caminhada pessoal, profissional e espiritual.

> **A história do pescador e do homem de negócios nos mostra que geralmente a gente passa a vida correndo atrás de tanta coisa, com tantos projetos, metas e sonhos, que se esquece do básico. Falta foco, afinal viver não é uma corrida de obstáculos, mas uma viagem. Você pode acelerar como louco, buscando chegar ao destino o mais rápido possível, sem sequer olhar para os lados. Ou ir devagar, apreciando a paisagem. Nós nos esquecemos da família, do convívio com os amigos e, principalmente, nos esquecemos de nós mesmos.**

Quantas vezes já ouvimos ou lemos as recomendações: cuide da sua saúde, faça exercício regularmente, faça uma dieta etc. E o que nos impede de fazer o que é recomendado? Geralmente o imediatismo e o pessimismo. Você faz uma dieta por uma semana, vai na balança e verifica que emagreceu 400 gramas. Pronto! Você desiste. Desiste porque você se lembra de ter lido na internet sobre alguém que perdeu cinco quilos numa semana. Porque você queria entrar naquele vestido para ir a uma festa que será na semana que vem.

"Não adianta fazer dieta... Isso não funciona comigo". Essa é a conclusão a que você chega. O que isso significa? Metas inalcançáveis, falta de motivação e comparação com os outros... O resultado afeta diretamente sua forma de ver o mundo e como você se enxerga. Você se acha uma pessoa feia, para quem tudo dá errado, e cai na armadilha do pessimismo, passando a ser uma pessoa mal-humorada e infeliz.

O filósofo alemão Arthur Schopenhauer, apesar de ser extremamente pessimista quanto à capacidade do ser humano de ser realmente feliz, no livro "O mundo como vontade e representação" definiu a felicidade como "paz interior". E é isso o que nos interessa, afinal. No final do dia, não importa se você está gorda ou magra, mas se você está feliz e em paz consigo mesma. Por incrível que pareça, essa felicidade e paz interior vão ser muito importantes para você despertar a mente magra. "Como assim, doutor? É para eu aceitar a gordura que está em mim?", você poderia perguntar. A resposta é não, mas com felicidade e paz interior as suas chances para perda de peso são potencializadas.

Quem me segue nas redes sociais sabe que acordo diariamente às quatro da manhã dando o meu bom dia e termino com a frase "O dia hoje promete, assim como todos os outros dias que virão". Quando eu falo isso estou conversando com meu subconsciente mandando uma mensagem dizendo a ele que sou capaz de enfrentar as adversidades que virão pelo dia.

Notei que minha vida mudou quando comecei a falar essa frase. Durante o dia de trabalho encontro algumas situações difíceis, tanto como médico, quanto como empresário do ramo da saúde. Quando os problemas surgem, o meu subconsciente ajuda a resolvê-los.

É como se naquele momento em que estou pensando nas soluções eu receba de volta a mensagem do meu subconsciente me "falando" que sou capaz e que vou conseguir resolver. Minha mente então se abre para uma infinidade de caminhos que vão auxiliar na resolução dos meus problemas.

> **Você sempre tem a opção positiva e a opção negativa. Opto sempre pela opção positiva.**

Imagine agora um caso oposto. Uma pessoa que sempre diz para si mesma que é fraca, que é incapaz, que não é preparada. Tenha certeza de que essas palavras estão sendo captadas pelo subconsciente e, no decorrer do dia, quando você tiver alguma adversidade para resolver, o seu subconsciente vai "falar": não vá, você vai se dar mal, você é um fracassado. E isso irá diminuir a capacidade de seu cérebro lidar com os problemas.

Não fale mal de si mesmo. Pois o guerreiro dentro de você ouve suas palavras e é diminuído por elas — diz, nesses termos, um provérbio japonês.

Falando em provérbios, um antigo dito chinês diz: **o segredo para a longevidade é comer a metade, andar o dobro e rir o triplo.** No caso, rir o triplo nos orienta que sejamos mais positivos, alegres e que controlemos nosso estresse.

Vou lhe dar outro exemplo: imagine um dia em que você acorda bem, toma café, vai para o trabalho, as ruas estão tranquilas, sem tráfego pesado. Ao chegar no trabalho, recebe um elogio. Tudo dá certo. Agora, lembre-se daquele dia ruim de que falamos lá atrás: bate o pé na cama, derrama café, tráfego ruim, bronca do chefe. A diferença entre esses dois dias não está nos acontecimentos, mas na forma como seu cérebro lidou com eles.

O neurocientista Rick Hansen, autor do *best-seller* "O cérebro de Buda", diz que nosso cérebro tem dois modos operacionais: o responsivo e o reativo. Quando estamos no modo responsivo, temos calma, paz e relaxamento, nos sentimos satisfeitos, gratos, alegres e felizes. Isso nos leva a sentimentos de compaixão, gentileza e amor. Segundo Hansen, esse é o modo operacional "cérebro verde", em que o corpo conserva energia e se autorrepara, sendo capaz de "matar" micro-organismos, aliviar dores e reduzir inflamações, promovendo boa saúde – lembra dos ensinamentos do Émile Coué?

Já no modo reativo, a sensação é de haver algo errado, que não estamos preenchendo nossas necessidades básicas – segurança, satisfação e conexão. A falta desses sentimentos nos deixa vulneráveis e apreensivos, a ponto de qualquer crítica nos provocar uma reação, qualquer batidinha de dedo na cama estragar o dia etc. Ele chama esse estado de "cérebro vermelho", em que a amígdala (uma glândula cerebral muito importante) libera hormônios de estresse, colocando o sistema nervoso em alerta, pronto para a luta ou para a fuga.

Esse sentimento traz ansiedade, estresse, transtorno dissociativo e pânico, insegurança, comportamento antissocial, pessimismo etc.

Se você entra em modo reativo com muita frequência, acaba desenvolvendo uma personalidade reativa, mal-humorada, infeliz, que vê problema em vez de solução e tem a impressão de que tudo o que fizer vai dar errado. E vai mesmo. Claro que não existe uma fórmula, cada um de nós tem de encontrar o seu caminho, mas Schopenhauer, no livro "A arte de ser feliz", nos dá uma lista de normas básicas que podem nos ajudar, e a maioria, como eu disse, tem a ver com metas inalcançáveis, falta de motivação, comparar-se aos outros etc. E, quando falo em "comparar-se aos outros", por exemplo, estou falando de inveja, o que, segundo o filósofo alemão, é "uma força muito negativa que pode se apoderar do nosso coração e bloquear nossa alegria de viver. Quem está mais focado no que os outros fazem ou sentem, descuida-se da tarefa de construir sua própria felicidade".

A inveja faz parte da natureza humana. Nós olhamos para o vizinho buscando o que ele tem de melhor do que nós. "A vizinha é magra e eu sou uma baleia", "Ela fez dieta e conseguiu emagrecer e eu só como alface e continuo enorme". Mesmo dando o nosso máximo, parece que sempre tem alguém que faz melhor. Essa sensação nos provoca inveja, e a inveja nos tira a paz interior, o que, conforme Schopenhauer, nos deixa infelizes.

Outra coisa que nos traz infelicidade são as metas inalcançáveis a que nos obrigamos. E isso, muitas vezes, também tem a ver com a inveja. "Meu colega faz melhor, preciso superá-lo", "Ele perdeu 10 quilos, vou perder 20". O problema é que somos únicos, e cada organismo reage de uma maneira. O regime dele pode não surtir efeito algum em você. Você deve fazer sempre o melhor possível para si, para a sua felicidade, para a sua satisfação, independentemente dos resultados dos outros. Se você faz o mesmo regime que a sua amiga e não atinge a mesma meta, precisa analisar o que está fazendo de diferente ou se é apenas uma questão orgânica. Pode ser que aquele tipo de regime não seja o ideal para você. Procure um médico e um nutricionista. Agora, se você atinge a meta como a amiga e ainda assim continua insatisfeita, a solução é parar de olhar para os lados, valorizar o seu próprio esforço, os seus resultados e o que você tem. Lembre-se de Coué: a cada dia, devemos despertar e pensar em tudo aquilo pelo que temos e agradecer — começando por um dia a mais de vida, por um teto, uma cama e uma consciência para valorizar o que temos e que muitos outros não possuem.

Outra coisa: controle suas fantasias. Tanto no que tememos quanto no que ambicionamos, costumamos deixar nossa fantasia criar asas. Por isso, terminamos vendo perigos maiores do que realmente existem ou sucessos gigantescos que, em todo caso, não passam de simples sonhos. O cérebro vermelho precisa ser combatido dia a dia. A grama do vizinho não é mais verde. Ela pode estar mais verde porque ele adubou e regou, por exemplo, mas é momentâneo, e, se você se empenhar, a sua pode ficar até melhor. Agora, quando você fantasia, você inveja. E nem sempre o que fantasiou é realizável ou exequível. Pode ser só coisa da sua cabeça, o que vai te impedir de ser feliz.

> **Não importa o passado, nem os motivos ou os caminhos que te trouxeram até aqui. Importa quem você é e como vai agir daqui por diante.**

A maneira como você encara a jornada que é sua vida, se vai trabalhar tentando conquistar coisas em busca da felicidade, ou se vai passar a vida pescando e feliz; se vai ter um cérebro verde ou vermelho, é você quem decide.

Se vai ser feliz ou não, se vai ser magro(a) ou não, não tem a ver APENAS com a comida, com a geladeira ou com o seu trabalho; tem a ver com como você se enxerga, como vê o mundo e as pessoas a seu redor e como reage a tudo isso.

A sua colega é magra, esquelética, come, come e não engorda. E você a inveja: "Eu como uma folha de alface e engordo um quilo". Mas será que ela está feliz? Talvez ela tenha algum problema relacionado a isso.

Ser magra não é sinônimo de ser feliz.

Seja realista. Conheça seu corpo, saiba o que lhe faz bem e o que lhe faz mal, seja otimista em relação à vida e jamais inveje.

APRENDENDO A RESPIRAR

Um estudo feito em 2017 pela Universidade de Stanford, nos Estados Unidos, identificou um grupo de neurônios no tronco encefálico que conecta diretamente a respiração aos estados mentais. Assim, é possível controlar as emoções sabendo como respirar. Segundo esse estudo, a respiração pode eliminar até 80% das toxinas do nosso corpo, pois aumenta a oxigenação das células. Os resultados são a prevenção de doenças, auxílio ao emagrecimento, melhora na gastrite nervosa e na enxaqueca. Sem falar na redução dos níveis de estresse, ansiedade e depressão. Com base nessa ideia, podemos usar algumas técnicas:

1. Sente-se com as costas retas ou deite-se, coloque as mãos sobre a barriga e respire devagar, estufando-a. Conte até cinco, faça uma pausa de dois segundos e solte o ar lentamente, contando até seis. Faça isso por dez a vinte minutos por dia.

2. Sente-se numa posição ereta; pode ser no chão ou em uma cadeira. Comece puxando o ar pelo nariz, de forma lenta e profunda. Na hora de soltar, faça um biquinho com a boca, pois isso diminui o atrito do dente e da língua para a saída do ar e faz com que a respiração seja mais harmônica. Repita dez vezes.

3. Com a ajuda do dedo indicador, tampe a narina esquerda e inspire pela outra narina (contando até cinco). Depois, faça isso com a outra narina. Repita isso cinco vezes.

4. Nessa técnica, quatro etapas devem ser realizadas pelo mesmo período, revezando entre ações e pausas. Inspire lentamente, contando até três. Segure o ar por mais três segundos e expire com a mesma contagem. Depois, segure a respiração por mais três segundos. A duração das etapas pode aumentar, mas lembre-se de que elas devem se alternar por igual.

5. Um dos principais métodos de respiração é a contração do diafragma. Além de ajudar durante as crises de ansiedade, esse tipo de respiração auxilia na regulação do organismo e do sistema nervoso. O primeiro passo é colocar **as duas mãos no tórax**, mantendo o corpo ereto. Em seguida, respire lenta e profundamente, enquanto observa o próprio movimento. Foque no ar entrando e saindo do diafragma e expire pela boca. Também olhe atentamente as costelas que se elevam pela circunferência do tórax. Para realizar essa respiração mais facilmente, alinhe os dedões dos pés em frente ao corpo e mantenha os calcanhares afastados.

6. Relaxamento progressivo: esse método de respiração propõe que você respire lentamente, contraia e relaxe os músculos do corpo por três segundos, alternando. Para ser eficiente, é preciso realizá-lo em repetições.

DR. GABRIEL ALMEIDA

7. Com as luzes apagadas e o corpo deitado, feche os olhos e coloque as mãos em cima do abdômen. Em seguida, conte o tempo que leva para fazer o ciclo de respiração completo, e, então, estabeleça um ritmo – por exemplo, quatro segundos para cada etapa (inspirar e expirar). Quando dominar essa técnica, faça com o abdômen contraído.

8. Uma técnica de respiração para a ansiedade tem como base a contagem de sete segundos. Primeiro, expire todo o ar do seu corpo. Depois, inspire contando até quatro, segure o ar por três segundos e, então, expire completamente mais uma vez em sete segundos. Repita três vezes o processo.

Pratique essas técnicas, aprenda a respirar e a usar a respiração para controlar suas emoções. Aprenda a se acalmar, e vai ver como isso vai melhorar sua concentração, ajudando-o(a) a evitar atuar no automático e a acionar os gatilhos que fazem você se levantar do sofá e correr para a geladeira.

"A NOSSA FELICIDADE DEPENDE MAIS DO QUE TEMOS NAS NOSSAS CABEÇAS QUE NOS NOSSOS BOLSOS."

Arthur Schopenhauer

DICAS DE ALIMENTAÇÃO SAUDÁVEL

Dica 1:

Alimente-se devagar. Comer rápido não permite que o estômago e o cérebro se comuniquem e você acaba passando dos limites. Evite celular e televisão e prefira comer na companhia de alguém, para que possam conversar e saborear a comida, o que tornará a sua refeição mais agradável.

Dica 2:

Dê preferência para alimentos integrais. Prefira as opções integrais do macarrão, arroz, pão etc., que preservam os nutrientes naturais. E fique atento para não ser enganado(a), pois o único tipo de farinha na lista de ingredientes do produto deve ser "farinha de trigo integral". Se tiver outro tipo de farinha de trigo, o produto não é 100% integral.

Dica 3:

Beba água. Precisamos de água, pois essa substância corresponde a 90% da composição do nosso sangue, e em nosso corpo a quantidade de água pode variar entre 50% e 75%. Então, cada vez que perdemos líquido, como no suor ou na transpiração, é preciso repor. Além do mais, a água faz uma limpeza em todo o nosso organismo, hidrata nossa pele, e é por ela que vitaminas e minerais chegam às células de todo o nosso corpo.

Capítulo 7

Como transformar sua vontade de emagrecer
em realidade

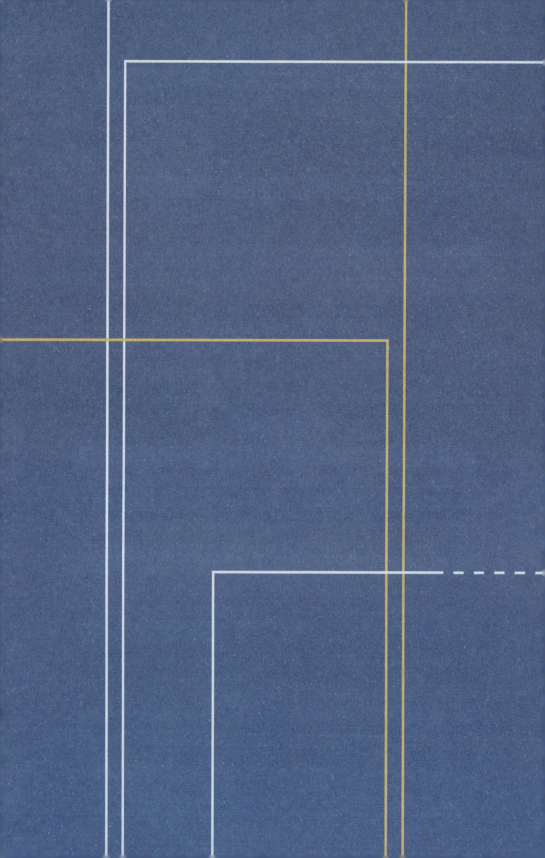

O SEGREDO DA FRASE QUE INTITULA ESTE CAPÍTULO ESTÁ NA palavra "vontade". Nossa saúde e vitalidade dependem da harmonia total do corpo e da mente. Para ter o corpo com que você sonha, é fundamental começar a cuidar bem do corpo e da mente, cultivando bons hábitos de vida.

Mas, antes de tudo, você precisa ter certeza de que esta é a sua vontade. Muitas pessoas iniciam um regime porque o médico disse que é necessário, porque o marido falou que está gorda (será que ele está magro?), porque a vizinha ou a amiga falaram de seu peso. Mas as pesquisas mostram que as pessoas são mais bem-sucedidas se sua motivação para perder peso vem de dentro.

No livro "Seja foda!", Caio Carneiro nos ensina que, para ter sucesso (e aqui você pode entender "sucesso" como alcançar um objetivo), é preciso se dedicar 100% a uma causa. "Não existe a possibilidade de usar 70% dos recursos para obter 70% de sucesso. Ou é 100% ou nada", define. "Ah, falar é fácil, mas, para mim, isso não funciona. Faço regime, faço regime e não emagreço. Minha amiga fez regime uma vez só e nunca mais ganhou peso". Se você pensa assim, saiba que, primeiro, você precisa evitar pensamentos pessimistas para conseguir emagrecer — é o tal do "cérebro vermelho" em ação. Depois, precisa entender que o que difere uma pessoa de outra é a sua coragem de sair da zona de conforto.

Voltando ao Caio Carneiro, ele diz que "quando você se dedica totalmente a algo, sem dúvida, vão surgir opiniões contrárias, críticas e comentários desmotivadores. Isso faz parte do modo de ser de quem não tem a coragem de se entregar totalmente a um objetivo". A dica é: entregue-se totalmente ao que for fazer. Se seu sonho é ser uma pessoa magra, foco, persistência e determinação serão as palavras que você precisará ter em mente. Mantenha o pensamento positivo, foque no seu objetivo e jamais, por nada, se desvie do caminho.

Manter-se animado(a) quando estiver fazendo uma dieta para perda de peso é um grande desafio. Muitas pessoas se desmotivam com os resultados graduais e desistem. Mas, para que a dieta tenha sucesso, é preciso, além de disposição, determinação. Para emagrecer, é preciso fazer o emagrecimento acontecer da cabeça ao corpo, e não a partir da boca.

O que acontece é que vivemos uma vida automatizada, no ritmo do "deixe a vida me levar" (da música do Zeca Pagodinho), e isso nos coloca em uma posição de expectadores de nossas próprias vidas, enquanto deveríamos ser os protagonistas. Quando tentamos sair do modo automático e passamos a dar sentido às nossas ações, por exemplo, escolhendo os alimentos a partir dos nutrientes, os horários e as quantidades que comemos etc., há uma resistência psicológica muito forte. E não apenas; você vai ver que há uma resistência social também. Parentes, amigos são os primeiros a tentar desencorajá-lo(a).

Por esse motivo, é importante que sejamos capazes de reservar alguns minutos para nos desvincular de preocupações diárias, focando em nossa respiração (como falamos no capítulo anterior), acalmando nossa mente e nosso corpo, para conseguirmos ver com mais clareza e obter as respostas de que precisamos para promovermos transformações em nossa vida.

Quando você estiver nesse processo, lembre-se de que ninguém engorda da noite para o dia. Você não nasceu com esse peso. Quanto você pesava há 10, 15 ou 20 anos? O que aconteceu? O que levou você a chegar ao peso atual? Nossa tendência natural é iniciar um regime e querer resultados imediatos. Mas você passou anos desenvolvendo hábitos não saudáveis, vivendo inercialmente, atacando a geladeira a qualquer hora do dia ou da noite, ao sabor dos gatilhos mentais, sem se preocupar com os resultados. Você não vai conseguir mudar isso de uma hora para outra magicamente. O emagrecimento faz parte de um processo que leva tempo. Transformar nossa forma de pensar e de se relacionar com a comida leva tempo, e, se isso não for levado em consideração, você vai perder a motivação e ficar no meio do caminho. Adotar bons hábitos e entender que as escolhas feitas hoje se refletirão diretamente em seu futuro são fatores essenciais para que você consiga realizar seu sonho.

O que quero que você entenda é que, para alcançar esse sonho, é preciso enfrentar a realidade, e isso quer dizer que você vai ter de passar a se alimentar direito, nos horários e nas quantidades que seu corpo requer (eu disse **seu corpo**, não **sua boca**), passar a praticar atividades físicas e cuidar da saúde mental, principalmente cuidando para não voltar ao automático determinado pelos gatilhos e mantendo uma mente positiva (cérebro verde).

Nada mais de ficar se comparando a quem emagreceu, a quem come e não engorda, lamentando-se como *Hardy* — já viu aquele desenho animado antigo, onde o bichinho andava o tempo todo se lamentando: "Oh, vida! Oh, céus! Oh, azar... isso não vai dar certo!"? São dois personagens criados pelos estúdios Hanna-Barbera no começo da década de 1960: *Hardy* é uma hiena que faz dupla com *Lippy*, o leão da montanha. *Lippy* é um otimista nato, que acredita que tudo vai dar certo, para quem o vento sempre sopra a favor e para quem a sorte sorri todas as manhãs. Já *Hardy* é um pessimista, que em tudo vê problemas e fracassos. Você não deve ser nenhum dos dois, porque excesso de otimismo pode levar a frustrações. Mas jamais seja a hiena!

Além do bom humor e do otimismo, ter um propósito na vida é ter um "norte" para guiar as suas ações e escolhas. Se você quer emagrecer, por exemplo, antes precisa se conhecer e entender por que quer isso. É uma questão de saúde? É inveja da amiga? É um capricho? Quais são as suas motivações? Se você não tem essa clareza, vai seguir buscando fórmulas que possam ajudá-lo nessa caminhada sem saber exatamente para onde ir.

Em um trecho do livro "Alice no País das Maravilhas", Alice está caminhando pela floresta quando chega a uma encruzilhada, onde inúmeros caminhos se apresentam. Ela fica indecisa, sem saber para onde ir. Quando aparece o "Gato que ri", com aquele jeitão debochado e irônico que o caracteriza, ele pergunta aonde a menina quer ir e ela responde:

— Eu só queria saber que caminho tomar...

— Isso depende do lugar aonde quer ir — diz o Gato.

— Realmente não importa — diz Alice.

— Então não importa que caminho tomar — afirma o Gato.

Essa é uma frase inspirada em outra célebre do filósofo romano Sêneca: "Para quem não sabe para onde vai, qualquer caminho serve". No caso de Alice, foi muito bem contextualizada por Lewis Carroll. E tem um ditado popular com sentido parecido que diz: "para quem não tem um destino certo, qualquer porto serve". Saiba para onde você quer ir e por que está indo naquela direção, caso contrário poderá se perder pelo caminho.

E não adianta seguir pelo caminho dos outros, nem se guiar pelas conquistas alheias. Faça o seu caminho sem se importar com o que os outros vão dizer, se vão te julgar etc. Como Paulo Coelho nos disse: "A possibilidade de realizarmos um sonho é o que torna a vida interessante". E é bem isso.

As pesquisas (e há várias nesse sentido) mostram que pessoas que têm expectativas positivas e se sentem confiantes em sua capacidade de atingir seus objetivos tendem a perder mais peso. Mas há um detalhe: não adianta só se apegar aos pensamentos positivos, ficar mirando nos sonhos e fugir da realidade. Você não vai emagrecer só pensando em emagrecer. Existe uma teoria chamada de "realização da fantasia", que diz que, além de mentalizar positivamente, mirando seus sonhos, é preciso contrastá-los com a realidade. Para contrastar mentalmente, gaste alguns minutos imaginando atingir sua meta de peso e, em seguida, passe mais alguns minutos imaginando quaisquer possíveis obstáculos.

Um estudo feito com 134 alunos fez com que eles contrastassem mentalmente seus objetivos de dieta. Aqueles que contrastavam mentalmente eram mais propensos a agir. Eles comiam menos calorias, se exercitavam mais e comiam menos alimentos altamente calóricos. Katja Friederichs, psicóloga que estuda contraste mental na Universidade de Trier, na Alemanha, e no Liesenfeld Research Institute, de Boston, nos Estados Unidos, diz que o contraste mental é mais motivador e leva a mais ação do que a indulgência mental, o que pode levar seu cérebro a pensar que você já teve sucesso e fazer com que nunca tome nenhuma ação para alcançar seus objetivos. "É muito útil para as pessoas implementarem suas metas em diversas áreas".

> **A técnica prevê quatro passos: desejar, imaginar o resultado final, identificar o obstáculo e planejar como vencê-los.**
> **Com o tempo, esses passos simples devem virar um hábito mental a ser aplicado sempre que a mente começa a voar em direção a fantasias improdutivas que trazem boas emoções, mas que, em última instância, sabotam as chances de sucesso.**

"Para a maioria dos desejos, você precisa mobilizar o esforço para superar um obstáculo e essa estratégia poderosa na busca de seus sonhos – enquanto a maioria simplesmente fica fantasiando ou se desmotiva ao pensar nos desafios que terão pela frente", explica a psicóloga.

Sonhar com coisas que queremos, mentalizar positivamente, como eu já disse, é a melhor forma de obter resultados, mas, segundo os estudos nessa área, ao contrário do que propõe a vasta literatura de "pensamento positivo", simplesmente visualizar um futuro melhor não o torna mais provável.

Em vez disso, pesquisas da área de psicologia mostram que devemos fazer planos pragmáticos para realizar nossos sonhos em vez de apenas dançar em fantasias. Isso significa comparar o futuro maravilhoso com a realidade atual, identificando obstáculos e achando formas de superá-los.

E, se você pensar bem, a teoria da realização da fantasia faz todo o sentido. Imagine que você sonhe aprender a falar inglês de maneira fluente. Tem isso como um objetivo de vida, um sonho a realizar. Mas não dá um passo real nesse sentido. Apenas fica mentalizando, mentalizando, mas não estuda. Qual é a chance de esse sonho se realizar?

Então, tenha objetivos, sonhe, siga o caminho que pode levá-lo(a) a realizá-los com perseverança, firmeza e clareza, e com os pés no chão.

DO SONHO À REALIDADE EM CINCO PASSOS

Se o seu objetivo é emagrecer, conheça alguns passos que podem contribuir para que atinja seu objetivo. No livro "O monge que vendeu sua Ferrari", o escritor Robin Sharma conta a história de um homem (dono de uma Ferrari, entre muitas outras coisas) que resolve largar tudo e virar um monge. Claro que talvez não seja o caso de abandonar tudo e ir para a Índia buscar o significado de sua existência, mas, pelo menos, alguns ensinamentos podem ser aproveitados na missão de transformar em realidade o sonho de ser magro(a).

No livro, Sharma nos dá cinco dicas que ele considera fundamentais nessa missão e vamos adaptar para o nosso objetivo – e você vai ver que o que ele recomenda é bem parecido com o que estivemos falando até aqui.

Passo 1. Tenha clareza quanto ao resultado que deseja alcançar e cultive a paixão pelos seus sonhos. A paixão é o combustível mais potente para manter seus sonhos vivos.

Passo 2. Crie uma "pressão positiva" para mantê-lo(a) inspirado(a). Associar o prazer com os bons hábitos e a "punição" com os maus fará que suas fraquezas desapareçam rapidamente.

Passo 3. Especifique prazo para o cumprimento da sua meta e cumpra-o!

Passo 4. Coloque no papel, no computador, cole uma foto em qualquer parte da casa que represente sua meta. Você precisa objetivar — transferir a ideia da sua mente para fora de si.

Passo 5. Parta para ação! Um belo planejamento sem ação serve para uma única coisa: fazer você perder tempo.

Lembre-se de que mudar hábitos não é uma tarefa fácil, que se cumpre da noite para o dia. Então, talvez você precise praticar um tempo e sair da zona de conforto por muitos dias, até alcançar o resultado que a disciplina proporciona. E uma última dica: não espere "estar pronto(a)", não espere o final do ano, não marque datas para começar. A hora certa para começar uma vida nova, novos hábitos, nova alimentação, nova vida é agora! Então comece já!

Capítulo 8

Como ser
antifrágil

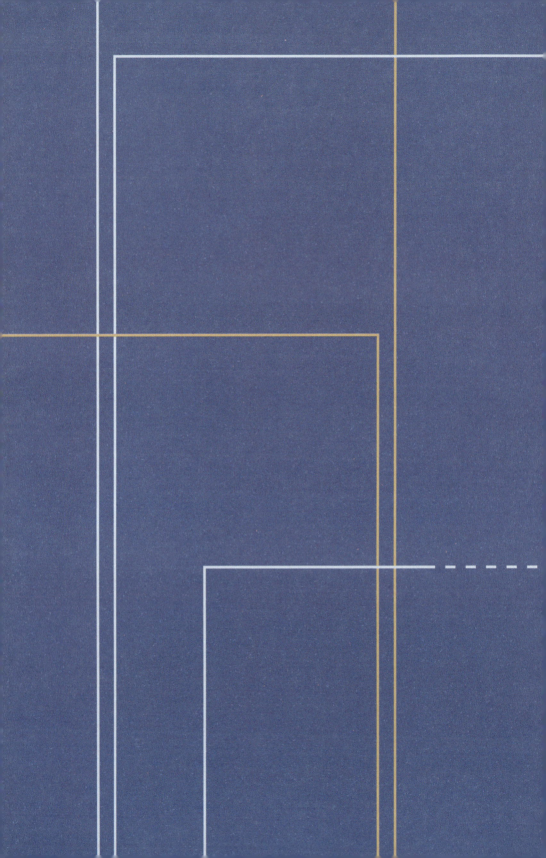

"APRENDA A DANÇAR CONFORME A MÚSICA". ESTA, TALVEZ, seja o maior ensinamento do conceito da antifragilidade, criado pelo professor Nassim Nicholas Taleb, no livro "Antifrágil: coisas que se beneficiam com o caos".

No livro, Taleb nos apresenta uma nova ideia e dá um nome a ela: a antifragilidade. Ele usa um exemplo: uma coisa é frágil quando se quebra facilmente – um prato de porcelana no alto de um armário é frágil: qualquer tremor pode fazê-lo cair e quebrar-se. Por outro lado, se você observar a natureza como um todo, vai reparar que ela é antifrágil. Ou seja, mesmo no caos, mesmo que você derrube uma árvore ou que um incêndio queime a floresta toda, ela se recupera e volta ainda mais forte. Isso é ser antifrágil: ser resistente (e não resiliente!) e robusto; não se abatendo diante das adversidades, mas se tornando mais forte com elas.

Enquanto o frágil se quebra, com o resistente nada acontece. Nem piora nem melhora com a queda. Você tem o exemplo de uma folha de papel ao cair no chão. Concorda que o papel nem piora nem melhora?

O contrário de frágil, portanto, seria algo que se fortalece com a adversidade: o antifrágil, ou seja, que seria beneficiado com a queda", ensina o professor Nicholas Taleb.

Para exemplificar melhor o conceito que criou, Taleb conta a história de Dionísio II, tirano de Siracusa (Sicília) e do cortesão Dâmocles, que acreditava que ser rei era muito fácil por ter tudo à sua disposição. Para mostrar para Dâmocles como vive um rei, Dionísio II concede a ele um banquete incrível, com todo tipo de bebida e comida disponível, mas coloca sobre a sua cabeça uma espada pendurada por um fio de cabelo oriundo da crina de um cavalo. Assim, ele se sentiria literalmente como um rei, ou seja, o reinado estava literalmente por um fio. Eventualmente, Dâmocles não só acabaria sem o reinado como seria morto se permanecesse por muito tempo na posição confortável de desfrutar do banquete, sem refletir sobre seu crescente risco. Com esse conto, Nassim Taleb nos dá a exata ideia do que é fragilidade.

Em seguida, ele conta a história da Fênix, o pássaro mitológico, que nunca pode ser morto. Mesmo que a criatura morra de causas naturais ou alguém a mate, o pássaro explode em chamas e, do meio das cinzas, surge um ovo, e o bicho renasce. Isso, segundo o professor Taleb, é ser robusto.

Por último, ele conta a história da Hidra de Lerna, a mitológica serpente de nove cabeças que Hércules, filho de Zeus, venceu — a segunda tarefa entre os doze trabalhos. A Hidra, antes de ser vencida pelo herói, seria um exemplo de antifragilidade porque, a cada vez que Hércules corta uma cabeça da criatura, duas novas surgem no lugar. Portanto, quanto mais vezes Hércules a tentasse destruir, mais ele faria a figura monstruosa se tornar poderosa. E, para completar sua antifragilidade, a Hidra tem uma cabeça que é imortal. Sendo assim, a única forma de parar o monstro foi colocando uma pedra sobre essa cabeça, deixando-a imóvel. Isso quer dizer que foi impossível destruí-la por completo — e esse é o conceito de antifrágil: algo que não apenas sobrevive, mas se torna mais forte.

Isso quer dizer que ser antifrágil não é fazer força contra determinada situação — emagrecer fazendo regimes malucos, por exemplo —, mas procurar compreender o que está acontecendo com seu corpo, aprender com seus erros e, assim, evoluir.

Outra comparação: uma máquina sofre desgastes com o uso. Logo, as máquinas são frágeis. O organismo humano é uma máquina, mas, quanto mais for utilizado, mais forte se torna. Veja o corpo de um atleta: quanto mais ele treina, mais preparado fica. O organismo humano é antifrágil.

Sabe aquela vontade de provar para todo mundo que você é capaz? A maneira como você reage a essa vontade faz de você frágil ou antifrágil. Por exemplo, alguém no trabalho o(a) humilha (mesmo que de brincadeira), falando que você está gordo(a) porque, além de sedentário(a), tudo que ganha usa para comprar comida. Isso até pode ser verdade, mas você reage de forma negativa: vai para casa, compra um monte de besteiras no caminho e passa o fim de semana enterrado(a) no sofá, maratonando séries e enchendo a pança.

A "brincadeira" o(a) tornou frágil. Talvez você até tivesse tido naquele momento a vontade de se vingar, mostrando para aquela pessoa quem é você realmente, mas a reação negativa o(a) tornou frágil e incapaz de reagir. Focar em evoluir para melhorar e superar os outros o(a) deixa antifrágil. A vontade de melhorar funciona como uma mola propulsora que vai ajudá-lo(a) a perder a barriga, a ir à academia em vez de ficar em casa sexta-feira à noite e a queimar menos seus recursos.

> Foi exatamente o que aconteceu com seu médico aqui. Quando eu estava obeso ouvia várias piadas ao meu respeito. Eu utilizei essas palavras negativas atiradas contra mim como combustível. Toda vez que eu pensava em não ir para a academia por estar cansado da rotina de plantões, quando eu pensava em comer guloseimas até tarde da noite, vinha de imediato em minha cabeça as palavras negativas atiradas contra mim. O resultado foi que eu emagreci e fiquei em

ótima forma física. Sou um caso clássico do que é ser antifrágil. As "brincadeiras" me fizeram mais forte.

Peter Drucker, considerado o pai do sistema de administração moderna, disse: "Não podemos prever o futuro, mas podemos criá-lo". E eu lhe digo que o futuro que vamos criar depende da forma como reagimos e das decisões que tomamos, não importando a motivação que temos. Veja: o mesmo vento que pode derrubar e quebrar o prato de porcelana que estava sobre o armário enverga o bambu e nada acontece. Na vida, precisamos ser bambus, e não pratos de porcelana. E mais, temos de aprender a evoluir a cada problema, pois só assim podemos seguir vivendo cada dia como se fosse o primeiro, como sugeriu Charles Dederich. Quando vivemos fazendo de cada dia único e especial, somos felizes todos os dias e nos tornamos antifrágeis. Quando você tenta emagrecer e não consegue, torna-se a louça que pode cair do armário com a mais leve lufada.

Você passa a não gostar do seu corpo, não para de pensar em comida, fica pessimista e derrotista passa a viver no passado: "Eu era magro(a)", "Como cheguei a esse peso", "Me odeio por não resistir e comer o tempo todo". O que dita o nosso futuro e nos torna antifrágeis é a forma como lidamos e encaramos nossa vida. E, em geral, tendemos a fugir do risco, pois achamos que sairemos mais fracos de situações de desordem. Porém, se nos tornarmos antifrágeis, poderemos ganhar com o caos.

Então, esqueça o que aconteceu ontem e pense que hoje tudo é possível. Comece de novo. As dificuldades sempre vão existir. Aliás, a vida é uma sucessão de crises. A crise dos vinte anos, ou *quarter-life crisis*, como dizem os americanos, é uma fase de indecisão, pois é chegada a hora de se decidir sobre coisas importantes para sua vida, sendo preciso colocar um rumo no seu futuro. Dilemas como profissão, estudos, relacionamentos, situação financeira e mais alguns fatos fazem parte da crise dos vinte e poucos anos, fase que para algumas pessoas pode determinar a sua orientação sexual – o famoso "sair do armário".

A crise dos trinta anos deveria ser a das certezas, mas não é. Obviamente que tudo isso varia de pessoa para pessoa. Há quem entre na crise dos vinte aos trinta ou quarenta anos, ou nunca passe por ela. Mas, em geral, a crise dos trinta é, mais uma vez, a das incertezas em relação à vida profissional, financeira, amorosa etc. Nesse período, as pessoas costumam se comparar com o padrão da sociedade para essa faixa etária e começam a se questionar em relação às suas escolhas e resultados. Na maioria dos casos, os solteiros que ainda não se estabilizaram na profissão são os que mais sofrem com a chegada dos trinta anos.

> Por conta de cobranças internas e externas, muitos se sentem como se estivessem atrasados em relação à maioria das pessoas. Entender que cada um tem o seu próprio tempo para realizar cada etapa da vida é essencial para vencer a insegurança e viver de forma mais plena e tranquila, sem se cobrar demais ou se abalar com as cobranças e os padrões ultrapassados da sociedade.

A crise dos quarenta talvez seja a mais emblemática. Um estudo realizado pela Universidade de Warwick, na Inglaterra, monitorou o bem-estar e a felicidade de 50 mil adultos que viviam na Austrália, Grã-Bretanha e Alemanha. Durante esse período, os participantes responderam a questionários sobre o grau de satisfação deles com a própria vida em diferentes fases. Os resultados mostraram que o nível de felicidade e bem-estar de um indivíduo segue uma curva com o formato da letra "U". Ou seja, o grau de contentamento começa alto e, com a chegada da vida adulta, diminui progressivamente até atingir sua pior fase, a partir dos quarenta anos. Ele volta a subir a partir dos 42 anos, até a chegada dos setenta anos.

São as mulheres que mais sofrem com a chegada da quarta década de vida. Isso se deve ao fato de que elas atravessam uma etapa biológica na qual não são nem jovens nem idosas. Pode ser que se tenha medo de envelhecer ou de já não se sentir tão jovem, ou ambas as coisas ao mesmo tempo. A verdade é que a denominada crise dos quarenta é sofrida pela grande maioria das mulheres e por muitos homens também. No caso feminino, soma-se ao fato de se começar a atravessar a menopausa e os sintomas que ela traz, tanto os físicos quanto os psicológicos.

E os cinquenta? Quando você chega a essa idade e é um homem, inicia-se o processo de amadurecimento pessoal; é quando realmente você começa a aprender a equilibrar a vida. Mas veja que não se trata de se tornar mais resiliente, de adquirir a capacidade de resistir e continuar, mas de crescer ante às dificuldades e os problemas. Do mesmo modo, existe uma pesquisa do Centro Crown Clinic, da Inglaterra, que mostrou que só nos sentimos adultos de verdade aos 54 anos.

Nicholas Taleb nos explica que "a antifragilidade não se resume à resiliência ou à robustez. O resiliente resiste a impactos e permanece o mesmo; o antifrágil fica melhor". Trazendo para a área da medicina, pessoas com problemas de saúde tendem a ser mais frágeis e menos antifrágeis, e pessoas plenamente saudáveis tendem a ser menos frágeis e mais antifrágeis.

Com relação ao emagrecimento, outro exemplo que podemos ter é comparar a gordura no processo de emagrecimento. Quando você faz um regime e entra no processo de emagrecer, mas sem fazer uma mudança de hábitos, passa a viver de forma não saudável, com a tendência de ficar em um ciclo infinito de "emagrece e engorda", o chamado efeito sanfona.

Como já explanei em meus outros livros e nas minhas redes sociais, o efeito sanfona é quase sempre resultado da adoção de regimes e métodos para emagrecer que são difíceis de sustentar em longo prazo, como dietas extremante restritivas, práticas extenuantes de exercícios físicos etc. Não quero dizer que fazer um regime rápido não traga resultados de longo prazo e fatalmente leve ao efeito sanfona. Não. O regime, seja ele demorado ou rápido, tem o mesmo efeito se for continuado. Como já disse, para emagrecer e permanecer magro(a) é preciso uma mudança de hábito. O que complica e leva ao efeito sanfona são as práticas não saudáveis e descontinuadas, que geralmente levam a prejudicar sua saúde física e mental.

Outro detalhe é que o efeito sanfona faz você ficar frágil porque, conforme emagrecemos, nosso corpo luta contra o processo por estarmos acostumados aos hábitos que consideramos normais. Com isso, ele tenta preservar seu estoque de gordura (energia), considerando que está entrando num momento de escassez (por estar comendo menos que o considerado normal, por exemplo), e precisa se precaver.

Isso provoca dois efeitos:

1. Você se torna frágil, pois passa a viver ao sabor das ondas: faz regime, emagrece, volta a engordar; faz regime, emagrece menos, engorda mais, e assim vai.

2. A gordura se torna antifrágil em vez de você.

Dito isso, explico: o tecido adiposo tende a ficar cada vez mais resistente a cada regime. Por isso eu falo que, quando você entrar num tratamento para a perda de peso, tem de ser para valer, pois o tratamento que teve resultado no início não vai ter mais o mesmo resultado depois de um tempo – porque a gordura é antifrágil.

Você já deve ter ouvido histórias assim ou até mesmo já passou por isso. Seguiu determinada dieta no passado ou fez uso de medicamentos e conseguiu perder peso. Tentou a mesma estratégia no futuro e não teve bons resultados. O que aconteceu? A gordura se tornou antifrágil. Ela evoluiu. Ficou mais difícil de perdê-la.

Aliás, todo o nosso sistema orgânico é antifrágil. Por exemplo, quando você realiza alguma atividade física, o cortisol, hormônio do estresse, produz a quebra de tecido muscular. Isso, a princípio, parece ruim, mas o esforço físico intenso resulta em aumento da massa muscular. Então, veja que o rompimento das fibras musculares durante os exercícios físicos serve justamente para torná-las mais fortes — o que é exatamente o modelo de antifragilidade descrito por Nicholas Taleb. A mesma coisa acontece com a gordura quando você faz regimes e mais regimes, um seguido do outro.

Pesquisadores da Universidade de Sydney, na Austrália, mapearam o que acontece com o tecido adiposo quando você faz regimes consecutivos. Usando instrumentos de última geração, eles descobriram que a gordura ao redor do estômago, que provoca aquela barriguinha chata e difícil de eliminar, tem um "modo de autopreservação" e se adapta com o tempo, tornando-se mais resistente à perda de peso.

Os pesquisadores explicam que a chamada gordura visceral e subcutânea aumenta sua capacidade de armazenar energia para se reconstruir mais rapidamente. E ela consegue fazer isso mesmo em dietas com jejum intermitente, que é altamente eficiente para a perda de peso (eu explico melhor sobre o jejum intermitente nos meus outros livros que tratam sobre o tema). Com esse trabalho, os pesquisadores australianos explicaram por que emagrecer é tão difícil, sendo a gordura antifrágil.

Veja, grosso modo, parece simples: para perder peso, temos de gastar mais calorias do que consumimos. Então, basta reduzir a carga calórica da alimentação que emagrecemos. Qualquer pessoa leiga consegue dar essa fórmula básica de como perder peso: fechar a boca. Não é isso?

Só que não!

Primeiro, porque nosso organismo tem um sistema de proteção contra a perda de peso. Por exemplo, quando você começa uma dieta, hormônios como a leptina, que estão nas células de gordura do corpo, são reduzidos. Quando cai a leptina, o hipotálamo entende que estamos entrando num período de escassez de energia e começa a mandar sinais para comer mais, preparando-se para dias difíceis.

E não para por aí, pois é uma cascata de eventos:

O estômago, que usa grelina para regular o apetite, passa a informação ao cérebro para comer mais porque está faltando comida. **A grelina é o hormônio da fome.**

O pâncreas, por sua vez, reduz a produção de amilina, que diminui a sensação de saciedade.

A tireoide diminui a produção dos hormônios tireoidianos à medida que vamos emagrecendo. **Os hormônios da tireoide são responsáveis pelo aumento do metabolismo.**

O resultado final é que quando perdemos peso nosso corpo recebe estímulo para comer mais, e ainda por cima opera em um metabolismo mais baixo.

E tudo isso junto faz com que, quanto menos comemos, mais difícil se torne emagrecer. Sem contar que, quando você faz um regime rápido e depois o interrompe, os níveis hormonais demoram para voltar aos patamares anteriores. Como resultado, seu corpo continua nesse processo de mandar informações de que está faltando alimentos, e você acaba engordando mais.

Para entender melhor a antifragilidade da gordura, basta lembrar que ela é um tanque de combustível. As calorias presentes na comida que você ingere são um combustível. Esse combustível entra pela boca na forma de comida, é processado, transformado em calorias que vão para a corrente sanguínea, que, por sua vez, distribui para que o corpo utilize esse combustível em vários processos metabólicos, desde suas atividades cotidianas, como andar e trabalhar, até ações internas, como a digestão, a respiração, as funções cerebrais e o crescimento do cabelo e das unhas.

Quando você ingere mais combustível do que gasta, esse tanque se expande e vai guardando — se fosse em um taque de carro, por exemplo, não caberia e derramaria; mas, nas nossas células adiposas isso não acontece, e elas vão crescendo e se adaptando. Quando você faz um regime e emagrece, essas células murcham como um pneu furado. E elas têm uma memória, tornando-se mais resistentes a cada regime.

Há uma teoria que geralmente aprendemos na escola, chamada "Lei da Conservação das Massas". Foi desenvolvida inicialmente em 1760 por um cientista russo chamado Mikhail Lomonossov e, depois, o francês Antoine Lavoisier aperfeiçoou a ideia e a transformou na Lei de Lavoisier, que diz que, na natureza, nada se perde, tudo se transforma. Pois bem, na teoria original, Lomonossov demonstrou que a matéria não aparece ou desaparece, simplesmente passa por reações químicas e muda de estado. Isso é o que acontece com a gordura quando fazemos regime. Ela se adapta, torna-se mais forte, mais resistente, mais antifrágil.

LUTANDO CONTRA A GORDURA ANTIFRÁGIL

A gordura que se acumula na barriga, a chamada gordura visceral, é a mais antifrágil de todo o nosso corpo. A melhor maneira de reduzi-la é praticando exercícios aeróbicos. Então, aí vão três sugestões de exercícios:

1. Caminhada com passos rápidos durante uma hora, cinco vezes por semana, produz excelentes resultados.

2. Pular corda é outro ótimo exercício, pois é intenso: trinta minutos, três vezes por semana, de preferência sobre uma superfície macia ou uma plataforma elástica para evitar problemas nas articulações, principalmente nos joelhos.

3. Andar de bicicleta é uma ótima forma de eliminar gordura visceral, pois trabalha a parte cardiovascular e pode provocar uma intensa queima de calorias. Para isso, é necessário que o exercício seja praticado, pelo menos, três vezes por semana, por 30 a 60 minutos, e de forma intensa.

MENTALIZAÇÕES POSITIVAS PARA AJUDÁ-LO(A) NA DIETA

Lembre-se: carência, culpa, raiva, solidão e ansiedade são sentimentos que podem provocar diferentes reações, que fazem com que você acabe descontando na comida. Mentalize, diariamente, sua capacidade de resistir e de emagrecer:

1. Eu sou uma pessoa confiante, disciplinada e consigo atingir qualquer objetivo.

2. Comer alimentos frescos e completos faz com que eu me sinta melhor e mais bonito(a).

3. Eu alcançarei meus objetivos de perda de peso.

4. Perder peso é divertido.

5. Estou motivado(a) para emagrecer.

6. Pratico exercícios e me sinto bem.

7. Eu faço tudo que eu preciso fazer para atingir o meu peso saudável.

8. Sinto-me encorajado(a) por todo o sucesso.

9. Eu posso, eu consigo e vou atingir meu objetivo.

10. Eu sei que sou capaz e vou emagrecer.

Capítulo 9

A comida é aliada,
e não inimiga

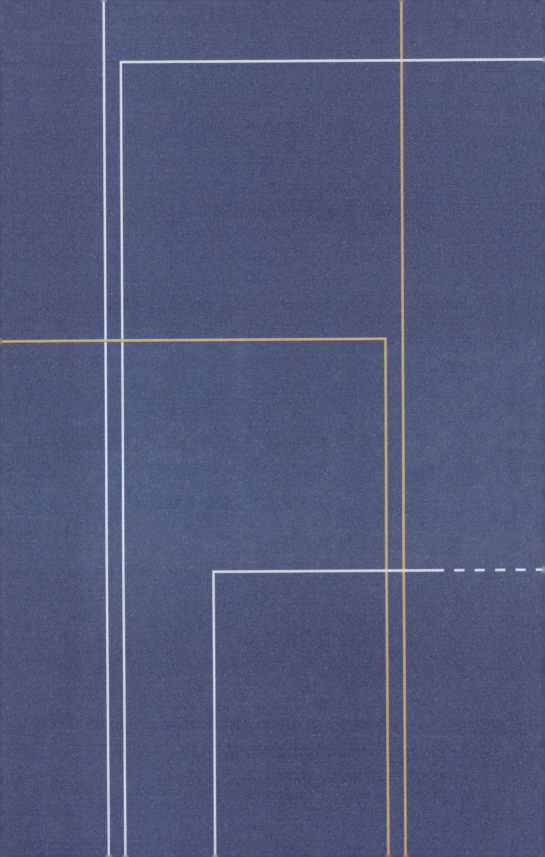

**Para emagrecer de forma saudável,
alimente seu corpo com coisas positivas.**

ESSE É O PRIMEIRO SEGREDO QUE QUERO TE CONTAR, abrindo este capítulo.

Mais do que sustentar e dar energia, a comida nos conecta às emoções, promove a interação social entre as pessoas e tem influências culturais, regionais etc. Nós, os seres humanos, não comemos apenas para a manutenção da vida e geração de energia, como os demais animais. Temos uma relação com os alimentos que vai muito além das necessidades fisiológicas de ingerir nutrientes capazes de manter o corpo em funcionamento.

No livro "Alimentação, sociedade e cultura", os cientistas Jesús Contreras e Mabel Garcia fazem uma análise de quanto a alimentação tem importância social entre os humanos. Por exemplo, é comum convidar amigos para um jantar ou um churrasco, o chefe para um almoço, ou servir um banquete quando se recebe uma autoridade.

Outro detalhe: hoje em dia, quando você liga a televisão, principalmente nos canais pagos, recebe uma enxurrada de programas de culinária; artistas que viraram apresentadores e correm o mundo mostrando cozinhas exóticas de outros países; opções de turismo gastronômico etc. Você passa numa livraria e vê diversas publicações (alguns *best-sellers*, inclusive) tratando do tema, livros de receitas e assim por diante.

Isso mostra que a comida não é apenas para "encher a barriga", mas tem muitas outras funções. O próprio preparo dos alimentos é uma espécie de ritual, e um jantar pode se tornar uma celebração. Para Jesús Contreras e Mabel Garcia, a forma como uma pessoa se relaciona com os alimentos diz muito sobre o contexto cultural do qual ela faz parte: classe social, idade, gênero, identidade ou grupo étnico determinam opções e preferências alimentares. Os dois cientistas explanam:

> Comemos aquilo que nos faz bem, ingerimos alimentos que são atrativos para os nossos sentidos e nos proporcionam prazer, enchemos a cesta de

compras de produtos que estão no mercado e nos são permitidos por nosso orçamento, servimos ou nos são servidas refeições de acordo com nossas características: se somos homens ou mulheres, crianças ou adultos, pobres ou ricos. E escolhemos ou recusamos alimentos com base em nossas experiências diárias e em nossas ideias dietéticas, religiosas ou filosóficas. Conhecendo onde, quando e com quem são consumidos os alimentos, temos condições de deduzir, pelo menos parcialmente, o conjunto das relações sociais que prevalecem dentro dessa sociedade.

Agora, você pode até pensar: "Meu Deus, como vou conseguir emagrecer se os alimentos têm toda essa importância?". Realmente não é fácil. Ainda mais se você considerar que cada organismo é único. O que ingerir e as quantidades a serem ingeridas para suprir as necessidades variam de uma pessoa para outra, de acordo com fatores como idade, altura, peso, tipo de atividade, quadro clínico etc.

Um alimento que é bom para mim faz mal para você e vice-versa. Ou algo que na região onde nasci é absolutamente uma delícia (uma buchada de bode, por exemplo), para você pode parecer nojento ou exótico. Na indonésia, por exemplo, há muitos alimentos que para nós parecem inaceitáveis, como carne de cachorro e rato assado. No Camboja, o cérebro de macaco cru é vendido como uma iguaria.

Então, todas essas nuances devem ser levadas em conta quando falamos de alimentos. E mais: aliada a toda essa informação, ainda temos de levar em consideração que nossa saúde e vitalidade dependem da harmonia total do corpo, da mente e dos bons hábitos alimentares. É por isso que muitas vezes essas receitas prontas, principalmente de dietas restritivas, não dão certo e são até perigosas. Muitas delas são adaptações, principalmente dos Estados Unidos. E no Brasil, se em uma mesma região o que é saudável para um não é para o outro, imagine fazer uma adaptação de culturas tão diferentes.

Entender o que são esses "bons hábitos" é fazer escolhas que garantam uma boa alimentação, dentro do que seja o seu cardápio comum. Além disso, ter qualidade de vida e boa saúde física e mental abrange outras questões, como crenças religiosas, educação, trabalho, relacionamentos sociais e bem-estar familiar. Tudo bem, você quer e precisa emagrecer (e vai conseguir!), mas tem de entender os meandros: por que você come isso e não aquilo; por que se alimenta em uma hora e não em outra; se come assistindo à TV ou de pé, enfim... Todos esses detalhes são fundamentais para o resultado final. Outro detalhe a ser considerado são os valores calóricos dos alimentos — sem esquecer, como vimos no capítulo anterior, que não basta consumir menos calorias do que se gasta diariamente. A conta não fecha, porque a gordura é antifrágil e se fortalece a cada regime.

> **Para calcular o valor calórico de cada alimento, você deve multiplicar a quantidade, em gramas, de proteínas, carboidratos e gorduras, de cada porção do alimento, pelo seu respectivo valor calórico. Cada grama de gordura fornece 9 calorias, já os carboidratos e as proteínas fornecem 4 calorias por grama. Uma colher de sopa de azeite tem 8 gramas de gordura e cada grama de gordura tem 9 calorias – faça a multiplicação e vai ver que uma porção de azeite contém 72 calorias.**

Dietas restritivas geralmente passam a ideia de que certos alimentos fazem mal à nossa saúde, o que absolutamente não é verdade. Por exemplo, os carboidratos são as principais vítimas desses regimes, mas, na verdade, eles não são os vilões. Pelo contrário: formam a base da nossa alimentação, e cortar carboidratos pensando em emagrecer é um erro que pode lhe custar a saúde.

Os carboidratos são divididos em três categorias: açúcar (frutas, vegetais, leite), amido (arroz, pão, batata) e fibras (pães multigrãos e frutas), e tudo isso é para o bom funcionamento de nosso organismo e para nossas funções básicas, como a respiração, o raciocínio e todas as atividades físicas, incluindo a digestão dos próprios alimentos. Então, vamos acabar com a ideia de que há alimentos que são nossos inimigos, porque isso não é verdade.

Precisamos manter uma alimentação saudável que não engorde, que mantenha a forma física e a saúde, e isso se faz equilibrando em quantidade e qualidade. Por exemplo, a mais famosa dupla brasileira, o arroz com feijão, está no grupo dos carboidratos.

> Se você cortar arroz e feijão de seu prato, acabou. Não há regime que se sustente porque você é brasileiro e tem essa dupla como a base de sua alimentação. E arroz e feijão são excelentes – eles têm aminoácidos que se complementam e que são essenciais para a síntese de proteínas pelo nosso corpo. Além disso, o feijão é rico em fibras.

As fibras, que também fazem parte do grupo dos carboidratos, além de não terem calorias, diminuem a absorção do colesterol, de gorduras e açúcares, e ajudam a dar a sensação de saciedade, pois demoram mais para serem digeridas. E mais: como nosso organismo não tem as enzimas necessárias para a sua digestão, elas acabam passando para o intestino. Uma vez lá, podem evitar problemas intestinais, como constipação, beneficiando a microbiota intestinal e aumentando a imunidade. Então, coma fibras.

Outro grupo de alimentos que não pode faltar no prato são as proteínas, porque elas ajudam na formação da chamada "massa magra" e são componentes importantes de todas as células do corpo. Toda a estrutura de nosso corpo, como ossos, músculos, cartilagens, pele, sangue, cabelos e unhas etc. são feitos de proteínas. Assim, você pode imaginar o que vai acontecer com seu corpo se você cortar completamente as proteínas de seu prato.

Outro ponto para se levar em consideração: a sua idade. A quantidade de proteínas de que seu corpo precisa varia de acordo com a idade que você tem. Quanto mais velho, mais a proteína tem função especial na manutenção da saúde muscular e óssea, pois, com a idade, aumenta a dificuldade na digestão, absorção e metabolização.

Um estudo de 2013, publicado pela Sociedade da União Europeia de Medicina Geriátrica, mostrou que o consumo de proteínas recomendado para pessoas com mais de 65 anos vai de 1 a 1,2 g de proteína por quilo de peso por dia. Ou seja, uma pessoa de 70 kg deve consumir diariamente de 70 g a 84 g de proteínas. Menos do que isso, o corpo não consegue manter e recuperar a massa muscular. Para quem faz atividade física, o consumo diário deve ser de, no mínimo, 1,2 g por quilo de peso corporal.

Então, muito cuidado com regimes milagrosos, regimes recomendados pelo amigo, pela vizinha, nos grupos de WhatsApp, porque não é deixando de comer que se emagrece. Em vez de cortar o arroz com feijão, diminua as quantidades em seu prato. Prefira os integrais, que são menos processados; acrescente legumes, verduras, proteínas, frutas; tome mais água; coma devagar e em local tranquilo, sem olhar a TV ou o celular. Tudo isso vai ajudar seu organismo.

Comendo mais devagar, dá tempo de o estômago mandar a informação ao cérebro de que já está cheio e a quantidade que você vai ingerir será menor. Além disso, para o seu bem-estar, a sua mente tem papel fundamental no processo de emagrecimento. Se você está feliz, focado(a) no objetivo de mudar de vida, hábitos e alimentação, conquistará um novo corpo; para isso, mantenha uma postura positiva.

> **Quer uma dica que vale ouro? Ria mais, tenha pensamentos positivos, divirta-se. Quando rimos e nos divertimos, nosso organismo libera endorfinas, que causam um efeito positivo em todo o corpo, e nosso sistema imunológico melhora.**

Como vimos até aqui, o segredo para emagrecer não é deixar de comer, mas comer as quantidades necessárias (nada além delas) de cada grupo de alimentos. Não precisa deixar de lado todas aquelas comidas que você ama, mas é preciso mudar a mentalidade, os hábitos, cuidar dos gatilhos e encontrar o equilíbrio. Além disso, mudar hábitos e manter a determinação, o bom humor e a mentalidade positiva são pontos-chave nesse processo. Se você quer despertar o magro que existe em você, o pensamento é um aliado muito importante e poderoso.

Não adianta se matricular numa academia se você não está determinado a fazer exercício ou se está fazendo isso só porque alguém lhe disse que seria uma boa. Não vai ser, e você vai jogar dinheiro fora.

Mudar os hábitos alimentares já pensando que está infeliz e não está satisfeito(a) com essa mudança não vai trazer resultados. O segredo está em manter o foco no objetivo e o pensamento positivo constante.

"Você é a única pessoa que pode fazer a revolução de sua vida. Você é a única pessoa que pode prejudicar a sua vida. Você é a única pessoa que pode ajudar a si mesmo. Sua vida não muda quando seu chefe muda. Quando sua empresa muda, quando seus pais mudam, quando seu namorado ou sua namorada muda. Sua vida muda quando você muda! Você é o único responsável por ela. O mundo é como um espelho que devolve a cada pessoa o reflexo de seus próprios pensamentos e seus atos. A maneira como você encara a vida é que faz toda diferença. A vida muda quando você muda."

Luis Fernando Verissimo

Capítulo 10

Agir, errar, corrigir e conseguir –
é só prosseguir!

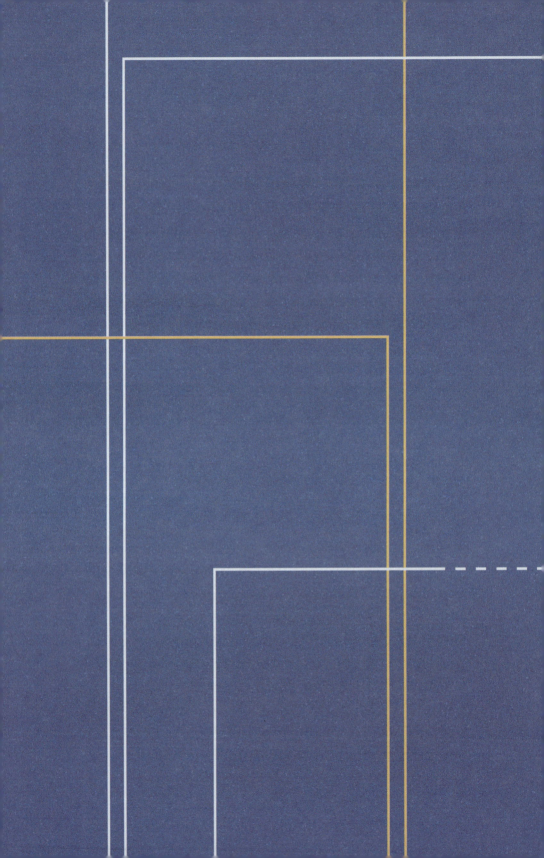

Esqueça quem você foi.
Descubra quem você está destinado a ser.
Não desista!

ALBERT EINSTEIN SÓ APRENDEU A FALAR AOS QUATRO ANOS e a ler aos sete. Era disléxico e foi alvo de *bullying* por toda a sua vida. Na escola, foi chamado de "mentalmente lento" por seus professores. Foi reprovado no exame de admissão da Escola Politécnica de Zurique. Já formado, seus colegas cientistas diziam que ele não passava de um sonhador, com suas "teorias malucas". Mas Einstein nunca desistiu. Dizia: "mesmo desacreditado e ignorado por todos, não posso desistir, pois, para mim, vencer é nunca desistir". Não precisamos dizer quem se tornou Einstein, não é?

O que eu quero dizer com essa história é que você jamais deve desistir de seu sonho, seja ele qual for, haja a dificuldade que houver. Temos a capacidade de nos erguermos sob qualquer circunstância e de realizarmos qualquer coisa que desejarmos. Basta acreditar e ir à luta. Não há dificuldade que não possamos ultrapassar porque nosso cérebro é reprogramável.

Em 1976, havia 342 milhões de veículos sendo dirigidos no mundo. Quarenta anos depois, em 2016, esse número já havia saltado para 1,32 **bilhão**. Dirigir um carro é uma das coisas mais complexas que qualquer ser humano pode realizar e, ainda assim, realiza. Mesmo que não tenhamos braços e pernas (por algum problema genético ou acidente), conseguimos transformar isso em algo trivial e automático.

O intelecto é classificado em oito inteligências: comunicação, raciocínio lógico, noção de espaço, coordenação motora, autoconhecimento e compreensão, relacionamento, situação ambiental e de distinção e interpretação de sons. A habilidade de dirigir exige a utilização de todas essas "inteligências" ao mesmo tempo. São dezenas de tarefas e cálculos realizados ao mesmo tempo. E como se consegue isso? Treinando o cérebro. O cérebro humano é um dos processadores mais poderosos do mundo. Ele é capaz de processar as informações recebidas, analisá-las com base em uma vida inteira de experiência e apresentá-las para nós em meio segundo. Nem o computador mais avançado do mundo é capaz de simular o processamento do cérebro humano.

Tudo que vemos, ouvimos, sentimos e fazemos é uma realidade perceptiva totalmente interpretada pelo nosso cérebro. Por exemplo: ouvimos sons a partir de ondas de pressão de ar: a orelha é uma concha acústica que capta as vibrações do ar (dentro de uma faixa de frequência de 20 a 20 mil hertz) e direciona essa vibração para o canal auditivo. Essas ondas sonoras fazem vibrar o ar dentro do canal do ouvido, e a vibração é transmitida ao tímpano. Esticada como a pele de um tambor, a membrana vibra, movendo o osso martelo, que faz vibrar o osso bigorna, que, por sua vez, faz vibrar o osso estribo. Esses ossículos funcionam como amplificadores das vibrações. A base do osso estribo se conecta a uma região da membrana da cóclea denominada janela oval, e a faz vibrar, comunicando a vibração ao líquido coclear. O cérebro recebe essas vibrações, processa, decodifica, transforma-as em ideias, palavras e novos sons, os quais serão transmitidos a outros cérebros. E, assim, estabelecemos uma conversa.

O que conhecemos como realidade nada mais é do que uma interpretação de nosso cérebro. Os objetos que percebemos são uma construção do cérebro. Vemos cores e objetos que, na verdade, são apenas sinais sobre fótons refletidos. Prova disso é que ele pode ser enganado: são as chamadas ilusões ópticas. Isso é possível porque, da mesma forma que os sons, as imagens são comprimentos de onda da luz refletida pelas superfícies, que mudam com as alterações na iluminação. O cérebro é que atribui cores constantes e formatos (o sentido tátil ajuda nisso) às coisas "reais" que vemos.

Um gesto qualquer com a mão produz uma imagem sempre diferente, mas o cérebro classifica isso e consegue decodificar e dar um significado consistente. O tamanho da imagem de um objeto na retina varia com a sua distância, mas o cérebro pode também deduzir essa distância relativa, calcular entre dois objetos quando há sobreposição, interposição ou oclusão, deduzir a forma de um objeto a partir das sombras, e assim por diante.

Nós pensamos que vemos o mundo inteiro, mas estamos olhando através de um "portal visual" muito estreito. Por isso você tem de mover os olhos quando lê esta página. A maior parte dela está desfocada e, enquanto você olha uma letra, uma sequência de letras, uma palavra e um período, seu cérebro decodifica tudo isso e transforma num texto inteligível.

Nós pensamos que conhecemos o mundo e as coisas que fazem parte dele, a qual chamamos de realidade, mas é apenas nosso cérebro trabalhando (esse é o conceito que embasa o filme "Matrix", por exemplo). Por isso, nosso cérebro pode ser enganado ao pensar que um braço de borracha ou uma mão de realidade virtual é realmente uma parte do nosso corpo. Ou como acontece na Síndrome de Capgras, uma rara desordem psiquiátrica em que o doente acredita que seus familiares, amigos e até seus animais de estimação foram substituídos por sósias.

Nosso cérebro comanda tudo. Ao aprender a dirigir corretamente, estamos automatizando processos e reações. Quem aprende certo, automatiza certo; quem aprende errado, automatiza errado. É por isso que é tão difícil corrigir os maus hábitos de quem aprendeu de forma incorreta. E isso é assim com tudo.

> **Se você aprendeu a comer errado quando era criança, se seus pais eram sedentários e não tinham uma alimentação balanceada e controlada, você provavelmente vai seguir o mesmo caminho. Tudo o que fazemos e o que somos é resultado da forma como viciamos (ou automatizamos, ensinamos, habituamos) nosso cérebro.**

Tudo o que fazemos já está no automático, incluindo o direcionamento dos nossos objetivos e desejos.

Se você quer emagrecer e ter uma vida mais saudável, ensine seu cérebro a se alimentar corretamente e a praticar exercícios eficazes, mas não por alguns dias apenas; crie o hábito diário. No início, como aprender a dirigir, a tarefa será quase impossível, mas tudo é automatizável. Nosso cérebro se sente confortável em nos dar a sensação de que estamos no controle, que podemos tomar nossas próprias decisões e direcionar nossas escolhas durante o dia a dia, ou que não conseguimos mudar certas coisas, mas tudo isso é uma ilusão. Estamos seguindo vários hábitos automatizados ao longo da vida.

Todas as nossas ações diárias e o resultado delas são uma sequência de rotinas que nosso cérebro aprendeu: nossas relações familiares e sociais, os exercícios físicos que praticamos ou não, os tipos de comida, a quantidade e a frequência com que a ingerimos, entre outros, são apenas "aplicativos" que instalamos em nosso cérebro para ele executar automaticamente, diariamente, ao longo da vida. Por isso, o segredo é baixar bons aplicativos: cultivar bons hábitos, programando-se conscientemente por meio de atitudes e escolhas que vão dar à sua vida o sentido e a organização de que precisa e deseja, mas que, até agora, achava impossível conseguir.

Lembra-se da frase do filósofo grego Heráclito? Aquela que diz: "Ninguém pode entrar duas vezes no mesmo rio, pois quando nele se entra novamente, não se encontram as mesmas águas, e o próprio ser já se modificou". A realidade, ou o que chamamos de presente, é apenas um instante entre o passado e o futuro. A primeira palavra que você leu nesta frase já faz parte do passado em sua memória e muito provavelmente você nem se lembra dela conscientemente. A próxima frase ainda está no futuro. Isso quer dizer que você pode reescrevê-la.

E assim é a vida. Esqueça quem você foi e projete quem você será. Não importam os hábitos, os costumes, toda a carga emocional que trouxe nos ombros até aqui. Tudo ficou no passado. A cada frase, estamos dando início a um novo futuro. Isso nos permite errar, corrigir e continuar errando e corrigindo até conseguirmos atingir nossos objetivos.

Há um filme de 1993 muito interessante chamado "Feitiço do Tempo", que se você não assistiu, recomendo. Tem como protagonistas Bill Murray e Andie MacDowell. Bill Murray é um jornalista bem arrogante escalado para cobrir a festa tradicional do

Dia da Marmota, comemorado no dia 2 de fevereiro na cidade de Punxsutawney, no estado da Pensilvânia, Estados Unidos. Durante a cobertura do evento, ele se vê preso numa armadilha temporal que o faz reviver o mesmo dia continuamente. Se ele dorme, acorda no mesmo dia; se morre, revive no mesmo dia, e assim vai. No começo, ele aproveita as repetições para agir de forma irresponsável, mas, no meio do caminho, ele se apaixona pela personagem de Andie MacDowell e aproveita a repetição para se melhorar como pessoa e conquistá-la.

O filme representa uma metáfora de como todos nós ficamos presos em ciclos de reatividade, vício e hábito. Presos em nossas rotinas, só conseguimos avançar à medida que nos livramos dos velhos costumes, das ideias retrógradas e do pessimismo e nos munimos de coragem para mudar o futuro. Sair do piloto automático nos permite parar, olhar à nossa volta e perceber que não estamos mais presos ao nosso condicionamento. Consequentemente, ganhamos a possibilidade de escolher como queremos que seja nossa vida, não porque "a maioria vive assim", não porque "alguém aconselhou fazer isso", não porque "fui ensinado assim", mas porque você decidiu soberanamente que vai ser assim. Sim! Você pode!

"O insucesso é apenas uma oportunidade para recomeçar de novo, com mais inteligência", ensinava Henry Ford, o homem que, apesar de não ter sido o inventor do automóvel, foi quem transformou os carros num meio de transporte popular. E ele era o mestre da persistência. Foi à falência cinco vezes e era ridicularizado por suas ideias de fazer "carruagens sem cavalos". Riam de Ford e diziam que os cavalos nunca seriam substituídos por máquinas. Caio Carneiro, no livro "Seja foda!", diz: "Comece a se questionar mais sobre tudo em que acredita, saia da sua zona de conforto e comece a fazer muito mais do que é realmente necessário para levá-lo aonde você quer chegar".

É esse o caminho. Não tenha medo de errar, não tenha medo de se machucar, não tenha medo de nada, e jamais faça o que os outros querem. Faça apenas o que você quer e não desista nunca. Persiga seu sonho, com determinação e afinco. Esqueça o passado, não pense no futuro e viva o presente. Esqueça quem você foi, descubra quem você está destinado(a) a ser e seja feliz.

"NÃO IMPORTA O QUÃO DEVAGAR VOCÊ VÁ,
DESDE QUE NÃO PARE."

Confúcio

AGORA QUE VOCÊ TERMINOU DE LER ESTE LIVRO, TIRE UM momento para você. Aproveite para fazer uma análise profunda de seus costumes, hábitos, manias e "jeito de ser". Mergulhe profundamente no momento presente. Preste atenção na sua respiração. Lembre-se dos exercícios que fizemos.

Pergunte a si mesmo(a):

"Que tipo de vida eu quero criar para mim?"

Você quer emagrecer? Mentalize isso. Você vai descobrir que dentro de si existe, sim, um(a) magro(a), então essa é a imagem que vamos trabalhar. Idealize a si mesmo(a) como você gostaria que o resultado fosse, como gostaria de se sentir.

Pegue aquele caderno e descreva o novo você. Este é aquele breve momento presente, em que o passado ficou na frase anterior e o futuro se descortina, revelando sua nova vida, que começa agora, neste instante, com essa imagem em mente. Deixe no passado suas crenças limitantes, seus gatilhos, suas desculpas, ideias e expectativas e foque no que é importante para você nessa nova vida.

A partir de agora, cultive o hábito de apreciar e desfrutar cada momento da sua vida. Seja grato(a) por cada novo momento. Cada um deles é um presente inestimável. É o novo e é o futuro sendo materializado diante de seus olhos. Discipline sua mente para estar presente, com o que é e no que pode vir a ser, e não no que foi.

Lembre-se sempre: você pode tudo. Você consegue tudo. Não há limites nem empecilhos. Não importa sua idade atual, nem seu peso, nem seus hábitos. Tudo vai ser diferente no futuro, que começa agora.

Bibliografia

ADLER, A. *A Ciência da Natureza Humana*. 3. ed. Porto Alegre: Cia. Editora Nacional, 1967.

ADORNO, T. W.; HORKHEIMER, M. *Dialética do Esclarecimento*. 1. ed. São Paulo: Zahar, 1985.

AGRELA, L. *Estas são as 27 principais emoções humanas, segundo a Ciência*. Revista Exame. Disponível em: https://exame.com/ciencia/estas-sao-as-27-principais-emocoes-humanas-segundo-a-ciencia/. Acesso em: 24 fev. 2023.

ALVARENGA, M. et al. *Nutrição comportamental*. Barueri: Editora Manole, 2015.

ANDRADE, W. *Estado de Flow: como ter concentração máxima a ponto de perder a noção do tempo enquanto aprecia o seu trabalho*. MUDE.VC. Disponível em: https://mude.vc/estado-de-flow/. Acesso em: 31 out. 2021.

ARAÚJO, A. F.; ALMEIDA, R.; BECCARI, M. *O mito de Fausto: Imaginário & Educação*. 1º ed. São Paulo: Feusp, 2020.

ARISTÓTELES. *Ética a Nicômaco*. 5. ed. São Paulo: Principis, 2021.

BARREDA, M. *A Síndrome da Rã Fervida*. Portal Schoenstatt. Tradução de: Lena Castro Valente. Disponível em: https://www.schoenstatt.org/pt/artigos-opiniao/barreda-mingot/2021/07/a-sindrome-da-ra-fervida/. Acesso em: 14 fev. 2023.

BIGARELLI, B. *Como a linguagem corporal pode ajudar você a ter mais sucesso*. Época Negócios. Disponível em: https://epocanegocios.globo.com/Carreira/noticia/2017/11/como-linguagem-corporal-pode-ajudar-voce-ter-mais-sucesso.html. Acesso em: 31 out. 2021.

BLASCO, L. *O surpreendente efeito da positividade tóxica na saúde mental*. BBC News Brasil. Disponível em: https:/www.bbc.com/portuguese/geral-55278174. Acesso em: 14 fev. 2023.

BONALUME, R. *Da crise de meia-idade ao mundo cor-de-rosa: por que, após o típico baixo-astral entre os 40 e os 50, a maioria fica de bem com a vida?* Folha Equilíbrio. Disponível em: https://www1.folha.uol.com.br/fsp/equilibrio/eq1309201105.htm. Acesso em 25 fev. 2023.

BVSMS – MINISTÉRIO DA SAÚDE. *Qualidade de vida em cinco passos*. Disponível em: https://bvsms.saude.gov.br/qualidade-de-vida-em-cinco-passos/. Acesso em: 26 fev. 2023.

CABRAL, U. *Um em cada quatro adultos do país estava obeso em 2019; Atenção Primária foi bem avaliada*. Agência IBGE Notícias. Disponível em: https://agenciadenoticias.

ibge.gov.br/agencia-noticias/2012-agencia-de-noticias/ noticias/29204-um-em-cada-quatro-adultos-do-pais- -estava-obeso-em-2019. Acesso em: 24 fev. 2023.

CAMERON, C. D. *How to Increase Your Compassion Bandwidth*. Greater Good Science Center. Disponível em: https:// greatergood.berkeley.edu/article/item/how_to_increase_your_compassion_bandwidth. Acesso em: 31 out. 2021.

CARNEIRO, C. *Seja foda!* 1. ed. São Paulo: Buzz, 2017.

CASTRO, C. *Homens viram adultos aos 54 anos*. Revista Superinteressante. Disponível em: https://super.abril.com. br/coluna/cienciamaluca/homens-viram-adultos-aos- -54-anos/. Acesso em: 27 fev. 2023.

CLARK, P. *A felicidade não se compra*. *Folha de* S.Paulo [online], São Paulo, 27 ago. 2006. Disponível em: https:// www1.folha.uol.com.br/fsp/mais/fs2708200607.htm. Acesso em: 20 mar. 2022.

CONTRERAS, J.; GRACIA, M. *Alimentação, sociedade e cultura*. Rio de Janeiro: Editora Fiocruz, 2011.

COUÉ, E. *O domínio de si mesmo pela autossugestão consciente*. São Paulo: Martin Claret, 2009.

DALIO, R. *Princípios para o sucesso*. 1. ed. São Paulo: Intrínseca, 2020.

DAVITA SAÚDE. *Hábitos saudáveis: mudanças na rotina para ganhar saúde*. Disponível em: https://www.davita.com. br/servicos-medicos/davita-saude/habitos-saudaveis/. Acesso em: 26 fev. 2023.

DOIDGE, N. *O cérebro que se transforma*. Rio de Janeiro: Editora Record, 2016.

DUHIGG, C. *O poder do hábito: porque fazemos o que fazemos na vida e nos negócios*. 10. ed. Rio de Janeiro: Objetiva, 2012.

FONSECA, R. *A força do pensamento positivo e o poder da ação*. Sociedade Brasileira de Inteligência Emocional [online], 29 dez. 2015. Disponível em: https://www.sbie.com.br/blog/a-forca-do-pensamento-positivo-e-o-poder-da-acao/. Acesso em: 31 out. 2021.

GILBERT, D. *Stumbling on happiness*. Toronto: Vintage Canada, 2009.

GOLEMAN, D.; DAVIDSON, R. *A ciência da meditação: como transformar o cérebro, a mente e o corpo*. São Paulo: Objetiva, 2017.

HANSON, R. *O cérebro de Buda: neurociência prática para a felicidade*. São Paulo: Alaúde Editorial, 2011.

KAHNEMAN, D. Rápido e Devagar. Duas formas de pensar. 1ª ed. São Paulo: Objetiva, 2012.

KISHIMI, I.; KOGA, F. *A coragem de não agradar: Como a filosofia pode ajudar você a se libertar da opinião dos outros, superar suas limitações e se tornar a pessoa que deseja*. 1ª ed. Rio de Janeiro: Sextante, 2018.

LEVIN, J. *Deus, fé e saúde*. São Paulo: Editora Cultrix, 2003.

LOBATO, R. M. *Razão e emoção: o equilíbrio que produz boas decisões*. Portal A Mente é Maravilhosa. Disponível em: https://amenteemaravilhosa.com.br/razao-e-emocao-boas-decisoes/. Acesso em: 19 mar. 2022.

MAN, V. et al. *Amygdala Tuning Toward Self & Other*. In: Joshua D. Greene, India Morrison, Martin E. P. Seligman (orgs.) Positive Neuroscience. New York: Oxford Academic, 2016.

MARQUES, J. R. *Fazer o bem sem olhar a quem*. Portal do Instituto Brasileiro de Coaching. Disponível em: https://www.ibccoaching.com.br/portal/comportamento/fazer--o-bem-sem-olhar-a-quem/. Acesso em: 31 out. 2021.

MIDAL, F. *A arte francesa de mandar tudo à merda*: chega de bobagens e viva a sua vida. 1. ed. Planeta, 2018.

OBSERVATÓRIO DA SAÚDE DA CRIANÇA E DO ADOLESCENTE. Universidade Federal de Minas Gerais (UFMG). *Fases do sono*. Disponível em: https://www.medicina.ufmg.br/observaped/fases-do-sono/. Acesso em: 31 out. 2021.

ORTIZ, V. *Você pode aprender a ser feliz; psicóloga explica por onde começar*. Viva Bem UOL. Disponível em: https://www.uol.com.br/vivabem/noticias/redacao/2017/10/25/voce-pode-aprender-a-ser-feliz-psicologa-explica-por--onde-comecar.htm. Acesso em: 31 out. 2021.

PORTAL NUTRICIA. *Importância da proteína na dieta*. Disponível em: https://www.danonenutricia.com.br/adultos/alimentacao/proteina-na-dieta--consumo-indicado-. Acesso em: 26 fev. 2023.

PORTAL ONCOCENTRO CURITIBA. *A ciência explica: o poder do pensamento positivo*. Disponível em: https://www.oncocentrocuritiba.com.br/blog/a-ciencia-explica-o-poder-do-pensamento-positivo. Acesso em: 21 mar. 2022.

PORTAL O SEGREDO. *Por que a cada 7 anos o nosso curso de vida muda?* Disponível em: https://osegredo.com.br/por-que-cada-7-anos-o-nosso-curso-de-vida-muda/. Acesso em: 31 out. 2021.

PORTAL TERRA. *Cientistas explicam como o estresse aumenta a fome*. Disponível em: https://www.terra.com.br/

vida-e-estilo/saude/nutricao/cientistas-explicam-como-o-estresse-aumenta-a-fome,9e898c3d10f27310VgnCLD100000bbcceb0aRCRD.html. Acesso em: 24 fev. 2023.

ROBSON, D. *A estratégia mental que pode transformar os sonhos em realidade.* Portal Terra. Disponível em: https://www.terra.com.br/byte/ciencia/a-estrategia-mental-que-pode-transformar-os-sonhos-em-realidade,c0f4a-35c655b3bc960aeb76a30954085brietbph.html.   Acesso em: 26 fev. 2023.

SCHOPENHAUER, A. *A arte de ser feliz.* 1ª ed. São Paulo: Martins Fontes, 2001.

SCHOPENHAUER, A. *O mundo como vontade e como representação.* São Paulo: Editora Unesp, 2005.

SCIREA, B. *Hábitos: entenda por que você faz o que faz e como pode inserir novas atitudes na sua rotina.* GZH Vida. Disponível em: https://gauchazh.clicrbs.com.br/saude/vida/noticia/2016/08/habitos-entenda-por-que-voce-faz-o-que-faz-e-como-pode-inserir-novas-atitudes-na-sua-rotina-7251247.html. Acesso em: 8 mar. 2022.

SIQUEIRA, A. *Saiba como mudar de vida em 10 passos simples.* Blog Magnetis. Disponível em: https://blog.magnetis.com.br/mudar-de-vida/. Acesso em: 13 fev. 2023.

STUANI, P. *Exercício para praticar a gratidão.* Priscila Stuani – Lifestyle, Marketing Digital e Personal Branding. Disponível em: https://priscilastuani.com.br/exercicio-para-praticar-gratidao/. Acesso em: 31 out. 2021.

TALEB, N. N. *Antifrágil: coisas que se beneficiam com o caos.* 1ª ed. São Paulo: Objetiva, 2020.

Planner semestral

Controle de metas e aprendizagem, semana a semana

SE VOCÊ LEU TODO O LIVRO E CHEGOU ATÉ ESTE PONTO, JÁ DEVE ter percebido que eu a todo momento evoco a necessidade do estabelecimento de metas. Se ainda não leu, volte e retome a leitura. Será importante para que você aproveite melhor o nosso planner semestral!

A ideia aqui é organizar suas metas, tirando-as da mente e colocando-as no papel, de forma sistemática. Proponho, assim, um controle de um semestre para que você experimente este método; se você gostar dele, pode continuar em outro caderno, ou até mesmo em um planner personalizado.

Emagrecer com saúde é, de fato, o objetivo principal. Porém, como também vimos ao longo do livro, trata-se de trabalhar a mente em prol dos hábitos certos, o que nos leva a ter também metas relacionadas a outros aspectos da vida que não a comida e afins. Exercícios e descanso, por exemplo.

É isso que você deve colocar em **"Metas da semana"**: pequenos e alcançáveis objetivos que levarão, pouco a pouco, semana a semana, a um objetivo maior.

Não se culpe se não conseguir cumprir alguma das metas que você escreveu. Apenas risque por cima dela com uma caneta vermelha e, se for o caso, escreva algo relacionado a isso em **"O que aprendi?"**.

E, por fim: qual foi o seu melhor momento essa semana? Claro que ele existiu – basta que você faça o simples exercício – do qual eu também falei neste livro – de valorizar suas pequenas vitórias. Escreva em **"Meu momento de brilhar foi"**.

Logo abaixo, você poderá também fazer um controle de como foi a sua alimentação na semana em questão. Esse tipo de anotação é útil para que você consiga recuperar no tempo suas estratégias e avaliar se estão ou não surtindo o efeito desejado.

Semana 1

METAS DA SEMANA:

O QUE APRENDI?

MEU MOMENTO DE BRILHAR FOI:

METAS DE REFEIÇÕES NA SEMANA			
CAFÉ DA MANHÃ	ALMOÇO	JANTAR	CEIA

Semana 2

METAS DA SEMANA:

O QUE APRENDI?

MEU MOMENTO DE BRILHAR FOI:

METAS DE REFEIÇÕES NA SEMANA			
CAFÉ DA MANHÃ	ALMOÇO	JANTAR	CEIA

Semana 3

METAS DA SEMANA:

O QUE APRENDI?

MEU MOMENTO DE BRILHAR FOI:

METAS DE REFEIÇÕES NA SEMANA			
CAFÉ DA MANHÃ	ALMOÇO	JANTAR	CEIA

Semana 4

METAS DA SEMANA:

O QUE APRENDI?

MEU MOMENTO DE BRILHAR FOI:

METAS DE REFEIÇÕES NA SEMANA			
CAFÉ DA MANHÃ	ALMOÇO	JANTAR	CEIA

Semana 5

METAS DA SEMANA:

O QUE APRENDI?

MEU MOMENTO DE BRILHAR FOI:

METAS DE REFEIÇÕES NA SEMANA			
CAFÉ DA MANHÃ	ALMOÇO	JANTAR	CEIA

Semana 6

METAS DA SEMANA:

O QUE APRENDI?

MEU MOMENTO DE BRILHAR FOI:

METAS DE REFEIÇÕES NA SEMANA			
CAFÉ DA MANHÃ	ALMOÇO	JANTAR	CEIA

Semana 7

METAS DA SEMANA:

O QUE APRENDI?

MEU MOMENTO DE BRILHAR FOI:

METAS DE REFEIÇÕES NA SEMANA			
CAFÉ DA MANHÃ	ALMOÇO	JANTAR	CEIA

Semana 8

METAS DA SEMANA:

O QUE APRENDI?

MEU MOMENTO DE BRILHAR FOI:

METAS DE REFEIÇÕES NA SEMANA			
CAFÉ DA MANHÃ	ALMOÇO	JANTAR	CEIA

Semana 9

METAS DA SEMANA:

O QUE APRENDI?

MEU MOMENTO DE BRILHAR FOI:

METAS DE REFEIÇÕES NA SEMANA			
CAFÉ DA MANHÃ	ALMOÇO	JANTAR	CEIA

Semana 10

METAS DA SEMANA:

O QUE APRENDI?

MEU MOMENTO DE BRILHAR FOI:

METAS DE REFEIÇÕES NA SEMANA			
CAFÉ DA MANHÃ	ALMOÇO	JANTAR	CEIA

Semana 11

METAS DA SEMANA:

O QUE APRENDI?

MEU MOMENTO DE BRILHAR FOI:

METAS DE REFEIÇÕES NA SEMANA			
CAFÉ DA MANHÃ	ALMOÇO	JANTAR	CEIA

Semana 12

METAS DA SEMANA:

O QUE APRENDI?

MEU MOMENTO DE BRILHAR FOI:

METAS DE REFEIÇÕES NA SEMANA			
CAFÉ DA MANHÃ	ALMOÇO	JANTAR	CEIA

Semana 13

METAS DA SEMANA:

O QUE APRENDI?

MEU MOMENTO DE BRILHAR FOI:

METAS DE REFEIÇÕES NA SEMANA			
CAFÉ DA MANHÃ	ALMOÇO	JANTAR	CEIA

Semana 14

METAS DA SEMANA:

O QUE APRENDI?

MEU MOMENTO DE BRILHAR FOI:

METAS DE REFEIÇÕES NA SEMANA			
CAFÉ DA MANHÃ	ALMOÇO	JANTAR	CEIA

Semana 15

METAS DA SEMANA:

O QUE APRENDI?

MEU MOMENTO DE BRILHAR FOI:

METAS DE REFEIÇÕES NA SEMANA			
CAFÉ DA MANHÃ	ALMOÇO	JANTAR	CEIA

Semana 16

METAS DA SEMANA:

O QUE APRENDI?

MEU MOMENTO DE BRILHAR FOI:

METAS DE REFEIÇÕES NA SEMANA			
CAFÉ DA MANHÃ	ALMOÇO	JANTAR	CEIA

Semana 17

METAS DA SEMANA:

O QUE APRENDI?

MEU MOMENTO DE BRILHAR FOI:

METAS DE REFEIÇÕES NA SEMANA			
CAFÉ DA MANHÃ	ALMOÇO	JANTAR	CEIA

Semana 18

METAS DA SEMANA:

O QUE APRENDI?

MEU MOMENTO DE BRILHAR FOI:

METAS DE REFEIÇÕES NA SEMANA			
CAFÉ DA MANHÃ	ALMOÇO	JANTAR	CEIA

Semana 19

METAS DA SEMANA:

O QUE APRENDI?

MEU MOMENTO DE BRILHAR FOI:

METAS DE REFEIÇÕES NA SEMANA			
CAFÉ DA MANHÃ	ALMOÇO	JANTAR	CEIA

Semana 20

METAS DA SEMANA:

O QUE APRENDI?

MEU MOMENTO DE BRILHAR FOI:

METAS DE REFEIÇÕES NA SEMANA			
CAFÉ DA MANHÃ	ALMOÇO	JANTAR	CEIA

Semana 21

METAS DA SEMANA:

O QUE APRENDI?

MEU MOMENTO DE BRILHAR FOI:

METAS DE REFEIÇÕES NA SEMANA			
CAFÉ DA MANHÃ	ALMOÇO	JANTAR	CEIA

Semana 22

METAS DA SEMANA:

O QUE APRENDI?

MEU MOMENTO DE BRILHAR FOI:

METAS DE REFEIÇÕES NA SEMANA			
CAFÉ DA MANHÃ	ALMOÇO	JANTAR	CEIA

Semana 23

METAS DA SEMANA:

O QUE APRENDI?

MEU MOMENTO DE BRILHAR FOI:

METAS DE REFEIÇÕES NA SEMANA			
CAFÉ DA MANHÃ	ALMOÇO	JANTAR	CEIA

Semana 24

METAS DA SEMANA:

O QUE APRENDI?

MEU MOMENTO DE BRILHAR FOI:

METAS DE REFEIÇÕES NA SEMANA			
CAFÉ DA MANHÃ	ALMOÇO	JANTAR	CEIA

Semana 25

METAS DA SEMANA:

O QUE APRENDI?

MEU MOMENTO DE BRILHAR FOI:

METAS DE REFEIÇÕES NA SEMANA			
CAFÉ DA MANHÃ	ALMOÇO	JANTAR	CEIA

Semana 26

METAS DA SEMANA:

O QUE APRENDI?

MEU MOMENTO DE BRILHAR FOI:

METAS DE REFEIÇÕES NA SEMANA			
CAFÉ DA MANHÃ	ALMOÇO	JANTAR	CEIA

**Informações sobre nossas publicações
e nossos últimos lançamentos**

🌐 editorapandorga.com.br

📷 @pandorgaeditora

f /pandorgaeditora

✉ sac@editorapandorga.com.br